Christiane Laepple

Das Lipopolysaccharid Bindende Protein (LBP)

Christiane Laepple

Das Lipopolysaccharid Bindende Protein (LBP)

Modifikation der Expression durch Methylxanthine

Südwestdeutscher Verlag für Hochschulschriften

Impressum / Imprint
Bibliografische Information der Deutschen Nationalbibliothek: Die Deutsche Nationalbibliothek verzeichnet diese Publikation in der Deutschen Nationalbibliografie; detaillierte bibliografische Daten sind im Internet über http://dnb.d-nb.de abrufbar.
Alle in diesem Buch genannten Marken und Produktnamen unterliegen warenzeichen-, marken- oder patentrechtlichem Schutz bzw. sind Warenzeichen oder eingetragene Warenzeichen der jeweiligen Inhaber. Die Wiedergabe von Marken, Produktnamen, Gebrauchsnamen, Handelsnamen, Warenbezeichnungen u.s.w. in diesem Werk berechtigt auch ohne besondere Kennzeichnung nicht zu der Annahme, dass solche Namen im Sinne der Warenzeichen- und Markenschutzgesetzgebung als frei zu betrachten wären und daher von jedermann benutzt werden dürften.

Bibliographic information published by the Deutsche Nationalbibliothek: The Deutsche Nationalbibliothek lists this publication in the Deutsche Nationalbibliografie; detailed bibliographic data are available in the Internet at http://dnb.d-nb.de.
Any brand names and product names mentioned in this book are subject to trademark, brand or patent protection and are trademarks or registered trademarks of their respective holders. The use of brand names, product names, common names, trade names, product descriptions etc. even without a particular marking in this works is in no way to be construed to mean that such names may be regarded as unrestricted in respect of trademark and brand protection legislation and could thus be used by anyone.

Coverbild / Cover image: www.ingimage.com

Verlag / Publisher:
Südwestdeutscher Verlag für Hochschulschriften
ist ein Imprint der / is a trademark of
AV Akademikerverlag GmbH & Co. KG
Heinrich-Böcking-Str. 6-8, 66121 Saarbrücken, Deutschland / Germany
Email: info@svh-verlag.de

Herstellung: siehe letzte Seite /
Printed at: see last page
ISBN: 978-3-8381-3615-8

Zugl. / Approved by: Berlin, Medizinischen Fakultät Charité – Universitätsmedizin Berlin, Diss., 2009

Copyright © 2013 AV Akademikerverlag GmbH & Co. KG
Alle Rechte vorbehalten. / All rights reserved. Saarbrücken 2013

Inhaltsverzeichnis

1	EINLEITUNG	1
1.1	Infektionskrankheiten, SIRS, Sepsis	1
1.1.1	Stellenwert/Bedeutung der Sepsis	3
1.1.2	Erreger der Sepsis	3
1.2	Regulation der Immunantwort	4
1.2.1	Das unspezifische Immunsystem	4
1.2.2	Die spezifische Immunantwort	6
1.2.3	Komplementsystem	8
1.2.4	Akutephasereaktion	8
1.2.5	Das Lipopolysaccharid (LPS)	9
1.2.6	Lipopolysaccharid Bindendes Protein (LBP)	11
1.2.7	Aufgaben des LBP/LPS	12
1.2.8	Zelluläre LPS Erkennung	13
1.2.9	CD14	14
1.2.10	Toll-Like Rezeptoren	15
1.2.11	MD-2	17
1.3	Zellinteraktion	17
1.3.1	IL-1	18
1.3.2	IL-6	20
1.3.3	IL-10	21
1.3.4	TNF-alpha	22
1.3.5	Glukokortikoide	23
1.4	Trankriptionelle und posttranskriptionelle Regulation der LBP Genexpression	24
1.4.1	Der LBP Promoter	25
1.5	Pathomechanismus der Sepsis	27
1.5.1	Therapiestrategien	28

1.5.2	Therapieansätze mit Pentoxifyllin	30
1.6	Zielsetzung der Arbeit	33
2	**MATERIAL UND METHODEN**	**35**
2.1	Chemikalien	35
2.2	Material	35
2.2.1	Geräte	35
2.3	Kultur eukaryotischer Zellen	36
2.3.1	Nährlösungen und Zusätze	36
2.3.2	Kultivierung	37
2.3.3	Mycoplasmeninfektion der Zellkultur	38
2.3.4	Stimulation der Zelllinien	38
2.4	Sterilfiltration	39
2.5	Toxizitätstest	40
2.5.1	Trypanblau-Färbung	40
2.5.2	Bestimmung der Lactatdehydrogenase (LDH) im Überstand	40
2.5.3	Bestimmung der gesamt-LDH („high control")	41
2.5.4	Proteinbestimmung lysierter Zellen nach Bradford	42
2.6	H-LBP ELISA	43
2.6.1	Stimulation adhärenter Zellen für h-LBP ELISA	43
2.6.2	Durchführung des h-LBP ELISA	44
2.7	Bestimmung der Transkriptionsaktivität des LBP Promoters	45
2.7.1	Amplifikation von Plasmiden in Bakterienkulturen	46
2.7.2	Präparation von Plasmid-DNA aus Bakterienkulturen	46
2.7.3	Konzentrationsbestimmungen von Nukleinsäuren	47
2.7.4	Einfügen von Mutationen in den LBP Promoter	47
2.7.5	Transformation	48
2.7.6	Restriktionsspaltung von DNA	48
2.7.7	Elelektrophoretische Auftrennung der DNA	49

2.7.8	Transfektion adhärenter Zellen	50
2.7.9	Stimulation transfizierter Zellen für Luciferaseassay	51
2.7.10	Luciferase Reportergenassay	51
2.7.11	Betagalactosidaseassay	52
2.7.12	Auswertung	53
2.8	Statistische Verfahren	54
3	**ERGEBNISSE**	**55**
3.1	Ausschluss toxischer Effekte von Pentoxifyllin auf HepG2 Zellen	55
3.1.1	Zählung der Trypanblau-positiven Zellen pro mm^2	56
3.1.2	Messung der Laktatdehydrogenase im Überstand	56
3.1.3	Ermittlung der Anzahl adhärenter Zellen nach Inkubation mit Pentoxifyllin	57
3.1.4	Bestimmung der Gesamt-LDH	59
3.2	Wirkung von Pentoxifyllin auf stimulierte HepG2 Zellen	60
3.3	Einfluss von Phosphodiesteraseinhibitoren auf die LBP Expression	65
3.4	Einfluss des cAMP auf die LBP Expression	67
3.5	Einfluss von cAMP auf A-549 Zellen	69
3.6	Messung der Transkriptionsaktivität des LBP Promoters	70
3.6.1	Trunkationen des LBP Promoters	76
3.6.2	Bindungsstellen und Trunkationen auf dem LBP Promoter	78
3.6.3	Mutation der NF-kappa B Site	79
3.6.4	Trunkationen zwischen pro7 und pro6	82
3.7	Einfluss der Gfi-1 Bindungsstelle auf den durch Methylxanthine vermittelten LBP Hemmeffekt	84

4	**DISKUSSION**	**87**
4.1	LBP Expression in humanen Hepatomzelllinien und Lungenepithelzellen	88
4.2	Rolle des LBP in der Akutphasereaktion	90
4.3	Wirkung des Pentoxifyllins als Phosphodiesteraseinhibitor	90
4.4	Einfluss von Pentoxifyllin auf die Syntheseleistung und Zellproliferation von Hepatomzellen	92
4.4.1	Beeinflussung der Akutphasereaktion durch Pentoxifyllin	94
4.4.2	Modulation der Zytokinsynthese durch Pentoxifyllin	95
4.4.3	Molekulare Mechanismen der Hemmung der LBP Expression	96
4.4.4	Einfluß von Pentoxifyllin auf den LBP Promoter	98
4.4.5	Gfi-1 als regulatorisches Element bei der transkriptionellen Aktivierung von LBP	98
4.5	Klinische Bedeutung des LBP	100
4.6	Funktionelle Auswirkung des LBP Spiegels	100
4.7	Regulation der LBP Expression in vivo nach Pentoxifyllinapplikation	103
5	**ZUSAMMENFASSUNG**	**104**
6	**VERZEICHNISSE**	**106**
6.1	Literaturverzeichnis	106
6.2	Abbildungsverzeichnis	124
6.3	Tabellenverzeichnis	126
6.4	Abkürzungsverzeichnis	127
7	**DANKSAGUNG**	**129**

1 Einleitung

1.1 Infektionskrankheiten, SIRS, Sepsis

Im Jahre 1796 machte Edward Jenner die Entdeckung, dass ein Mensch vor Pocken geschützt ist, wenn er zuvor mit Kuhpocken oder Vacciniaviren geimpft wurde. Im 19. Jahrhundert bewies Robert Koch, dass Infektionskrankheiten durch Mirkroorganismen hervorgerufen werden und um 1890 fanden Emil von Behring und Shibasaburo Kitasato sogenannte Antikörper im Blut geimpfter Menschen, die spezifisch an einen bestimmten Krankheitserreger binden.

Diese Entdeckungen, sowie die Einführung der Antibiotika (1910 entdeckte Paul Ehrlich die erste antibiotisch wirksame Substanz, 1938 beobachtete Fleming die antibakterielle Wirkung von Penicillin) und bessere Hygienestandards führten zu einer deutlichen Senkung von Morbidität und Mortalität der Infektionskrankheiten in den Industrienationen. Dennoch stellen sie auch heute noch ein Problem dar. Besonders gefürchtet ist das auftreten einer Sepsis (Balk, 2000) oder eines „Systemic Inflamatory Response Syndrom" (SIRS) (Matsuda und Hattori, 2006; Nystrom, 1998) deren Inzidenz und Mortalität auf Intensivstationen sich über Jahre kaum verändert haben (Angus und Wax, 2001).

SIRS, Sepsis und septischer Schock sind unterschiedliche Krankheitsbilder die als aufeinanderfolgende Ausprägungen eines pathophysiologischen Zustandes angesehen werden können. Von einem SIRS spricht man, wenn mindestens zwei der folgenden Symptome vorliegen:

- Temperatur über 38°C oder unter 36°C
- Herzfrequenz über 90 pro Minute
- Atemfrequenz über 20 pro Minute
- Leukozytose über $12.000/mm^3$

- Leukopenie unter 4.000/mm^3
- Linksverschiebung (mehr als 10% unreife Granulozyten)

Kann bei einem SIRS zusätzlich eine Infektion nachgewiesen werden, spricht man von einer Sepsis. Bei dieser gelangen von einem Herd, konstant oder periodisch Erreger (meist Bakterien oder Pilze) in den Blutkreislauf. Eine schwere Sepsis geht definitionsgemäß mit Hypoperfusions- und Organfunktionsstörungen (Eintrübung, Laktazidose, Oligurie) einher. Von einem septischen Schock spricht man, wenn es zu einer Mikrozirkulationsstörung mit einem Blutdruckabfall unter 90 mmHg, bzw. mehr als 40 mmHg unter den Ausgangswert kommt. Diese sepsisinduzierte Hypotonie ist durch Flüssigkeitssubstitution nicht mehr zu kontrollieren und mündet häufig trotz adäquater Therapieversuche in einem Multiorganversagen (MOV) (Pittet et al., 1995; Rangel-Frausto et al., 1995). Besonders gefährdet sind ältere sowie immunsupprimierte Patienten. Beim MOV kommt es zu einer systemischen Schädigung primär nicht erkrankter oder verletzter Organe. Für die Pathogenese des MOV werden die folgenden vier Mechanismen verantwortlich gemacht (Rensing und Bauer, 2001):

- Dysfunktion des unspezifischen Immunsystems, insbesondere der Makrophagen sowie die Aktivierung weiterer Kaskadensysteme (Gerinnung, Komplement, Kallikrein-Kinin-System)
- Kreislaufinsuffizienz, endotheliale Dysfunktion und Gewebsischämie
- Störungen der mukosalen Barrierefunktion des Darmes und Translokation von Bakterien oder Bakterienprodukten in den Blutkreislauf oder das Lymphsystem
- Generalisierte Störung zellulärer und subzellulärer Funktionen wie Signaltransduktion und Genexpression

1.1.1 Stellenwert/Bedeutung der Sepsis

Im Jahre 1990 wurde vom „Center for Disease Control (CDC)" eine der größten epidemiologischen Sepsisstudien vorgestellt. Darin ist aufgeführt, dass die Inzidenz der Sepsis in den Jahren von 1979 bis 1989 von 73,6 auf 175,9 pro 100 000 Patienten angestiegen ist, wofür vor allem das veränderte Patientenklientel verantwortlich gemacht wird (Angus und Wax, 2001). Gerade Erkrankungen wie HIV bzw. AIDS, aber auch immunsuppressive Therapien und neu auftretende Antibiotikaresistenzen haben dazu geführt, dass den Infektionskrankheiten auch in den Industrienationen wieder ein größerer Stellenwert beigemessen werden muss. Obwohl die Mortalitätsraten in den letzten Jahren leicht zurückgegangen sind, ist bei steigender Inzidenz der Sepsis insgesamt eine Zunahme der Todesfälle zu verzeichnen (Vincent et al., 2007). Laut Brun-Buisson beträgt die Inzidenz einer schweren Sepsis oder eines septischen Schocks 1-2% pro Krankenhaus, auf Intensivstationen liegt sie bei 9-22% mit einer Mortalität von 25% bis 80% (Angus und Wax, 2001; Brun-Buisson, 2000). Vincent et al. gehen von einer zunehmenden Inzidens der Sepsis aus und beschreiben eine Häufigkeit von 30-40% auf Intensivstationen, die Inzidens eines septischen Schocks liegt bei 15% (Vincent et al., 2007). Somit ist die Sepsis die häufigste Todesursache auf chirurgischen sowie internistischen Intensivstationen und die dritthäufigste Todesursache bei Infektionskrankheiten (Bone et al., 1997). Trotz einer effektiven antimikrobiellen Therapie und intensivmedizinischer Maßnahmen, ist es in den letzten zwei Jahrzehnten zu keiner wesentlichen Senkung der Mortalität gekommen. Dies zeigt, dass ein besseres Verständnis der molekularen Pathomechanismen nötig ist, um erfolgreiche Behandlungsstrategien zu entwickeln.

1.1.2 Erreger der Sepsis

Prinzipiell sind fast alle Bakterien und Pilze dazu in der Lage, eine Sepsis zu verursachen, es gibt jedoch unterschiedliche Risiken. Bei der Candida- und Enterokokken-Sepsis ist die Mortalität am größten, wohingegen einer Bakteriämie durch koagulase-negative Staphylokokken das geringste Risiko zuzuschreiben ist (Rangel-Frausto, 1999). 50% der Sepsisfälle werden durch gram-negative Bakterien bedingt, wobei neben der infektiösen Grunderkrankung die Translokation von Bakterien der endogenen Flora, gerade bei immunsuprimierten Patienten, ein wichtiger pathogenetischer Faktor sein dürfte.

1.2 Regulation der Immunantwort

Dem Organismus stehen zur Abwehr von Krankheitserregern oder anderen körperfremden Substanzen, sogenannten Antigenen, welche die natürlichen Barrieren des Körpers überwunden haben, unspezifische und spezifische Mechanismen zur Verfügung. Diese können sowohl zellulär als auch humoral ablaufen und miteinander interagieren. Das Immunsystem höherer Vertebraten besteht aus einer unspezifischen, angeborenen Komponente „innate immunity", und der erworbenen spezifischen Immunantwort „adaptive immunity" (Hoffmann et al., 1999).

1.2.1 Das unspezifische Immunsystem

Die einfachste Form der Immunantwort ist die des angeborenen oder unspezifischen Immunsystems. Das angeborene Immunsystem, welches vor allem von Makrophagen und neutrophilen Granulozyten getragen wird, schützt den Körper während der ersten 4-7 Tage und spielt eine zentrale Rolle für die Auslösung und Steuerung der verzögert einsetzenden spezifischen Immunantwort.

Eine weitere wichtige Funktion kommt dem Komplementsystem zu, dessen Aktivierung zu einer Opsonosierung und Lyse der Bakterien führen kann.

Makrophagen und neutrophile Granulozyten besitzen Oberflächenrezeptoren, die die Fähigkeit erworben haben, sogenannte konservierte, d.h. unverändert vorkommende Bausteine bakterieller Oberflächen zu erkennen, wie z.B. das Lipopolysaccharid (LPS) aus der Zellwand gram-negativer Bakterien, die Lipoteichonsäure (LTA) gram-positiver Erreger oder Lipopeptide. Deshalb werden sie auch als „Muster-erkennende Rezeptoren", oder „pattern recognition receptors" (PRR) bezeichnet (Janeway und Medzhitov, 1998; Medzhitov und Janeway, 1997; Medzhitov und Janeway, 2000). Allerdings können so nur Organismen mit häufig vorkommenden Oberflächenmolekülen erkannt werden, was dazu führt, dass beispielsweise bekapselte Bakterien oder Viren nur schwer erkannt und phagozytiert werden können. Durch die Bindung von Makromolekülen unterschiedlicher Pathogene an diese Rezeptoren werden verschiedene Abwehrmechanismen initiiert. Diese führen zur Phagozytose der Erreger, einer Aktivierung der den Rezeptor exprimierenden Zellen mit darauffolgender Transkription und Expression von Genen, die für Zytokine sowie Interleukine und Chemokine kodieren und in der Leber die Produktion und Sekretion von Akutphaseproteinen (APP) vermitteln (Nathan, 1987). Die sezernierten Zytokine sind in der Lage durch endogene Zytokinrezeptoren andere, in die Pathogenabwehr involvierte Zellsysteme zu aktivieren. Dies hat eine Signalverstärkung und Rekrutierung weiterer immunkompetenter Zellen zur Folge, die zur Abwehr des fremden Organismus führt (Mackiewicz et al., 1991; Perlmutter und Colten, 1986). Neben der Produktion pro-inflammatorischer Zytokine werden auch eine Reihe anti-inflammatorischer Zytokine produziert, die einer überschießenden Immunantwort entgegen wirken (Kox et al., 2000; van Dissel et al., 1998).

Die unspezifische Immunantwort folgt einem stereotypen Ablauf, welcher sich als äußerst wirkungsvoll erwiesen hat, jedoch nur bestimmte Pathogene erkennt und eine Infektion zwar aufhalten, jedoch nicht vollständig bekämpfen kann.

1.2.2 Die spezifische Immunantwort

Während die angeborene Immunantwort auf eine große Zahl von Fremdstoffen einheitlich reagiert, beruht die besondere Leistungsfähigkeit der adaptiven Immunantwort darauf, dass einzelne zelluläre Bestandteile des Immunsystems, hauptsächlich die Lymphozyten, die Elimination der als Antigene bezeichneten körperfremden Moleküle „erlernen". Dies ermöglicht es dem Organismus, auf eine große Zahl von Fremdstoffen mit einer hohen Spezifität zu reagieren, auch dann, wenn es sich um neu synthetisierte und nicht, wie oben beschrieben, um konservierte Strukturen handelt.

Native Antigene mit denen sich das spezifische Immunsystem auseinander setzt, sind meist Proteine, aber auch Saccharide, Nucleinsäuren oder Lipide. Der Bereich eines Antigenmoleküls, der für die Bindung und Bildung eines spezifischen Antikörpers verantwortlich ist, wird als Epitop oder antigene Determinante bezeichnet. Bei erstmaligem Kontakt eines Antigens mit dem Organismus wird dieses Antigen von Antigen-präsentierenden Zellen internalisiert und intrazellulär durch Proteolyse fragmentiert. Anschließend werden die Fragmente zusammen mit einem Peptidrezeptor auf der Zelloberfläche präsentiert. Da diese Peptidrezeptoren erstmalig bei Transplantationsexperimenten identifiziert wurden, werden sie als Haupthistokompatibilitätskomplexe (MHC Komplex) bezeichnet. Sie werden in die Klassen I und II unterteilt, wobei MHC-I auf allen kernhaltigen Zellen zu finden ist, MHC-II dagegen nur auf B-Lymphozyten, Makrophagen und Langerhanszellen.

Da MHC Proteine vor allem auf Lymphozyten vorkommen, werden sie auch als humane Lymphozytenantigene (HLA) bezeichnet. Werden Antigene von immunkompetenten Zellen erkannt, so erfolgt eine Bindung an den entsprechenden Rezeptor, das Antigen wird wie oben beschrieben prozessiert und durch den MHC Komplex an der Zelloberfläche präsentiert. Die wichtigsten zellulären Bestandteile der adaptiven Immunantwort sind die B- und T-Lymphozyten. Die Rezeptoren dieser Zellen entstammen dem Prozess des genetischen Rearrangements während der Reifung zu immunkompetenten Zellen in den primär lymphatischen Organen (Fearon und Locksley, 1996; Janeway, 1989). Die T-Lymphozyten, welche in der Thymusdrüse heranreifen, lassen sich in zwei Gruppen unterteilen: diejenigen, welche die Oberflächenproteine CD4 aufweisen (CD steht für „Cluster of Differentiation"), binden an MHC-II Komplexe und können sich anschließend entweder in Helferzellen oder inflammatorische T-Zellen differenzieren, sowie diejenigen, die CD8 als Oberflächenprotein besitzen und an MHC-I Komplexe binden. CD8 positive T-Zellen erkennen körperfremdes Material, das durch MHC-I Komplexe präsentiert wird. Die Bindung an den MHC-I Protein Komplex führt zur Aktivierung und Differenzierung der zytotoxischen T-Lymphozyten und damit zur Elimination der antigenpräsentierenden Zelle.

Die humorale Antwort wird vorwiegend von den im Knochenmark heranreifenden B-Lymphozyten vermittelt. Diese erkennen mittels Rezeptoren an ihrer Zelloberfläche selbst körperfremdes Material, internalisieren und fragmentieren dieses wie Makrophagen und präsentieren es anschließend mit Hilfe des MHC-II Komplexes an der Zelloberfläche. Dadurch werden zwei weitere Subpopulationen der T-Lymphozyten aktiviert: die CD4-positiven T-Helferzellen, welche ihrerseits wieder auf die B-Lymphozyten einen stimulierenden Effekt ausüben und für deren Umwandlung in Plasmazellen verantwortlich sind und die inflammatorischen T-Zellen, welche eine Reihe von Zytokinen wie z.B. Interferon- gamma und TNF-beta exprimieren und so für die Aktivierung der Makrophagen sorgen. Die Plasmazellen sind dann in der Lage, ihren eigentlich zellgebundenen B-Zellrezeptor, der für die Antigenerkennung verantwortlich ist, in Form eines löslichen Proteins, als sogenannte Antikörper oder Immunglobuline zu produzieren. Diese Antikörper können Antigene spezifisch binden und sie dadurch der Erkennung und Elimination durch andere

Zellen zugänglich zu machen. Dieser Vorgang wird als Opsonisierung bezeichnet.

1.2.3 Komplementsystem

Das Komplementsystem stellt eine weitere Verbindung zwischen der angeborenen und der adaptiven Immunantwort dar. Es besteht aus verschiedenen Proteinen, die in der Leber synthetisiert werden und in ihren inaktiven Vorstufen im Blutplasma zirkulieren. Die Bindung von Antikörpern an ein spezifisches Antigen hat die Aktivierung des Komplementsystems zur Folge. Durch jeweilige hydrolytische Spaltung wird eine Reaktionskaskade aktiviert, an deren Ende zum einen die Opsonisierung der Antigene steht, zum anderen die Hydrolyse der erkannten Mikroorganismen. Auch die unspezifische Immunantwort kann zu einer Aktivierung der Komplementkaskade führen, welche in die gleiche Endstrecke mündet.

1.2.4 Akutephasereaktion

Reagiert der Organismus auf eine lokale Entzündung mit der Freisetzung bestimmter Mediatoren, die eine systemische Antwort des Körpers zur Folge haben, so wird dies im Allgemeinen als Akutphasereaktion (APR) bezeichnet. Diese kann sowohl durch Infektionen als auch durch Traumata, Neoplasien oder Immunschwäche hervorgerufen werden. Einige Proteine, deren Plasmakonzentrationen sich während dieser Zeit stark ändern, werden als Akutphaseproteine (APP) bezeichnet. Sie werden hauptsächlich transkriptionell reguliert, was den begrenzten Möglichkeiten der Leber, Proteine zu speichern, zugeschrieben wird (Baumann und Gauldie, 1994). Zusätzlich lassen sich eine Reihe von metabolischen, humoralen, nutritiven und physiologischen Veränderungen beobachten, welche schließlich zu klinischen Symptomen wie Fieber, Somnolenz, negativer Stickstoffbilanz und Veränderungen des

Lipidstoffwechsels führen (Schumann und Zweigner, 1999). Bisher ist es noch nicht gelungen, die Pathophysiologie dieser Vorgänge im Einzelnen zu klären. Daher sind diese weiterhin Gegenstand der aktuellen Forschung. Es gilt jedoch als gesichert, dass Zytokine eine entscheidende Rolle bei der Modulation der Akutephasereaktion spielen. So initiiert beispielsweise Interleukin (IL)-1 in der Leber die Biosynthese einiger positiver Akutephaseproteine, dagegen wird die Produktion anderer Proteine, wie z.b. Albumin gedrosselt. Letztere werden deshalb auch als negative Akutephaseproteine bezeichnet. Je nach Einfluss des IL-1 lassen sich die APPs in zwei Gruppen einteilen. Diejenigen, deren Expression vor allem durch IL-6 initiiert wird, wobei IL-1 synergistisch wirkt, wie z.B. das Lipopolysaccharid Bindende Protein (LBP), das C-Reaktive Protein (CRP), der Komplementfaktor C3 und das Serumamyloid A werden als APPs der Klasse I bezeichnet (Schumann et al., 1996a). Diejenigen, deren Synthese zwar auch durch IL-6 getriggert wird, auf die IL-1 jedoch keine oder sogar hemmende Effekte zeigt, gehören zur Gruppe der Klasse II APPs. Zu diesen werden beispielsweise Haptoglobin und Fibrinogen gezählt (Baumann und Gauldie, 1994).

1.2.5 Das Lipopolysaccharid (LPS)

Ein wichtiges Antigen, das von den bereits oben erwähnten „pattern recognition receptors" (PRR) erkannt wird und somit die Immunantwort initiieren kann, ist das Lipopolysaccharid (LPS). Es ist ein integraler Bestandteil der äußeren Zellmembran gram-negativer Bakterien und besteht aus einer nach außen zeigenden Polysaccharidkette, welche für die antigenen Eigenschaften verantwortlich gemacht wird, den sogenannten O-Antigenen, einem Kernpolysaccharid, das sich aus der äußeren und inneren Kernregion zusammensetzt, sowie dem Lipid A. Dieser Lipid A- Anteil der die biologisch aktivste Komponente darstellt, initiiert die Immunreaktion des Organismus. LPS wurde auch als Endotoxin bezeichnet (Gmeiner et al., 1969; Rietschel et al., 1987; Zahringer et al., 1994). Dieser Begriff ist historisch geprägt, jedoch irreführend da man annahm, dass das Endotoxin im Inneren der Bakterien lokalisiert sei und im Gegensatz zu Exotoxinen, welche von den Bakterien sezerniert werden, erst bei deren Lyse freigesetzt wird (Westphal et al., 1981). LPS stellt eines der stärksten Stimuli für die Immunantwort dar, und führt zu Zytokinfreisetzung und Induktion der Akutephasereaktion.

LPS, das in den Blutkreislauf gelangt, wird zum einen spezifisch durch das Akutphaseprotein, LPS Bindendes Protein (LBP), gebunden, zum anderen findet eine unspezifische Bindung an Lipoproteine im Serum statt, allen voran, an „high destiny lipoproteins" (HDL). Des Weiteren sind Apolipoproteine sowie „low density lipoproteins" (LDL) dazu in der Lage, LPS zu binden, zu neutralisieren und somit das toxische Potential einzugrenzen. Dieser Transfer zu Lipoproteinen wird durch LBP katalysiert (Wurfel et al., 1994).

LPS und dabei vor allem das Lipid A, führt zu einer Freisetzung pro-inflammatorischer Zytokine, aber auch anderer löslicher Mediatoren aus immunkompetenten Zellen, die dem Organismus bei der Abwehr eingedrungener Bakterien behilflich sind. Eine Überproduktion dieser Faktoren kann jedoch auch schädlich für den Organismus sein, wie dies z.B. beim septischen Schock der Fall ist (Natanson et al., 1994).

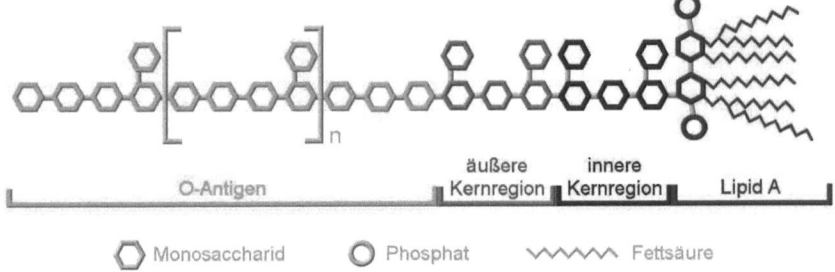

Abbildung 1: Chemische Struktur von LPS

Die Abbildung zeigt den Aufbau des LPS, bestehend aus dem Polysaccharidanteil (O-Antigen, äußere Kernregion, innere Kernregion) und Lipid A. Das O-Antigen wird aus bis zu 50 (n) Oligosacchariden gebildet, die sich aus drei bis acht verschiedenen Einzelzuckern zusammensetzen. Der äußere Kern enthält die Saccharide Glukose, Galaktose, Glukosamin und Galaktosamin, während der innere Kern den in der Natur selten synthetisierten Zucker Ketodesoxyoctonsäure (Kdo) sowie Heptosereste enthält, die phosphoryliert sein können. Das Lipid A enthält als Grundgerüst ein phosphoryliertes Glukosamindisaccharid, welches vier Fettsäurereste trägt, von denen zwei sekundär acyliert sind (Abbildung aus Hallatschek, 2004).

1.2.6 Lipopolysaccharid Bindendes Protein (LBP)

Das Lipopolysaccharid Bindende Protein (LBP), ist ein 58 kD großes Glycoprotein, welches hauptsächlich in der Leber, aber auch von Darm- und Lungenepithelien synthetisiert wird (Dentener et al., 2000; Grube et al., 1994; Vreugdenhil et al., 1999). Im humanen Serum gesunder Probanden ist es in Konzentrationen von 5-15 µg/l nachzuweisen und steigt bei Infektionen bis um das 30-fache an (Opal et al., 1999). Hohe LBP Konzentrationen sind in der Lage die Aktivität des LPS zu inhibieren, wohingegen niedrige Konzentrationen zu einer verstärkten Immunantwort führen (Kitchens und Thompson, 2005). Es besitzt eine Affinität zum amphiphatischen Anteil des LPS, dem Lipid A, und katalysiert in niedrigen Konzentrationen den Transport zu membrangebundenem

CD14, einem Protein, das durch einen Glycosylphosphatidylinositol-Anker mit der Zellmembran verbunden ist. CD14 ist Bestandteil des Oberflächenrezeptors für LPS auf Makrophagen und anderen immunkompetenten Zellen (Schumann und Zweigner, 1999). Der andere Teil dieses Rezeptors ist für die Signaltransduktion verantwortlich und konnte im Jahre 1998 als zur Familie der Toll-Like Rezeptoren zugehörig klassifiziert werden. Er wurde als Toll-Like Rezeptor 4 bezeichnet (TLR-4) (Qureshi et al.; 1999a).

1.2.7 Aufgaben des LBP/LPS

LBP bewirkt eine Opsonisierung und verstärkt die Bindung von Makrophagen an LPS (Wright et al., 1989). Wie oben beschrieben katalysiert LBP auch den Transfer von LPS zu HDL. Des Weiteren führt es zu einer Initiierung der Immunantwort auch in Zellen, die primär nicht dazu in der Lage sind, LPS zu binden und zu neutralisieren (Schumann et al., 1994a; Wurfel et al., 1994).

Neben LBP gibt es weitere Proteine die in der Lage sind, spezifisch LPS zu binden oder einen Lipid-Transfer zu katalysieren (Schumann et al., 1990). Zu diesen zählt z.B. das „Bactericidal Permeability Increasing Protein" (BPI). Dieses zeigt eine 45%ige strukturelle Homologie zu LBP, so dass davon ausgegangen wird, dass es sich um eine Protein-Familie handelt. Trotz des hohen Grades an Übereinstimmung unterscheiden sich diese beiden Proteine jedoch grundlegend in ihrer Wirkweise: Während LBP die LPS Effekte auf verschiedene Zelltypen durch Bindung an den CD14 Rezeptor verstärkt, werden diese durch BPI eher gehemmt, da es offenbar nicht dazu in der Lage ist, eine Bindung an den CD14 Rezeptor zu vermitteln (Elsbach und Weiss, 1993; Schumann et al., 1994a).

Binden Makrophagen über den CD14 Rezeptor LPS, werden diverse Transkriptionsfaktoren wie „C/enhancer binding proteins" (C/EBPβ), rel, ets, fos, jun und andere aktiviert, welche sowohl Tyrosinkinasen als auch sogenannte

„mitogen-activated-protein-kinases" (MAPK), Proteinkinase C, G-Proteine, Proteinkinase A und „ceramide-activated-protein-kinase" stimulieren. Es folgt die Freisetzung von Zytokinen, darunter IL-1, IL-6 und Tumornekrosefaktor alpha (TNF-alpha) (Schumann et al., 1996b). Zellen, die diesen Oberflächenrezeptor nicht besitzen, wie beispielsweise Endothelzellen, können durch einen Komplex aus LPS und einem löslichen CD14 Rezeptor (sCD14) stimuliert werden. Zudem konnte gezeigt werden, dass HepG2, eine humane Hepatomzelllinie, LBP exprimieren kann, wobei die Proteinbiosynthese vor allem durch IL-6 gesteigert wird. Auch IL-1 und Dexamethason (DEX) zeigen zusammen mit IL-6 synergistische Effekte. Für sich alleine haben sie jedoch jeweils nur minimale Wirkung (Grube et al., 1994).

Wie oben beschrieben, ist LBP in geringen Konzentrationen im Blutplasma nachweisbar, zeigt aber auch das Verhalten eines Klasse I Akutephaseproteins, vor allem während der Akutphasereaktion des Organismus (Grube et al., 1994).

1.2.8 Zelluläre LPS Erkennung

Um eine adäquate Immunantwort auslösen zu können, ist es für den Organismus elementar, die molekularen Bestandteile von Mikroorganismen zu erkennen. Es konnten bereits einige Rezeptoren identifiziert werden, die daran maßgeblich beteiligt sind. Zu diesen gehört der Komplementrezeptor 3 (CR3), der zur Gruppe der β_2-Integrine zählt und iC3b, ein in der Komplementkaskade gebildetes Spaltprodukt des Faktors C3b, bindet. Er erkennt aber auch oberflächengebundenes LPS, wie es z.B. bei lebenden *E. coli* vorliegt. Dadurch ist er in der Lage, deren Phagozytose zu vermitteln. Eine wichtige Rolle spielt auch der Scavengerrezeptor (scavenger=Abfalleimer), ein Oberflächenrezeptor von Makrophagen der unter anderem Lipid A binden kann (Kodama et al., 1990). Seine Internalisierung nach Bindung an LPS führt zu dessen Detoxifizierung (Hampton et al., 1991).

Die zentrale Frage blieb jedoch lange Zeit wie LPS mit Makrophagen interagiert und die Immunantwort initiiert. 1990 gelang es, neben LBP als löslichen Bindungsspartner CD14 als LPS Rezeptor zu identifizieren (Wright et al., 1990). Sobald LBP an die Lipid A-Region des LPS bindet, bilden sich Komplexe. Diese werden dann von CD14 auf der Oberfläche von LPS bindenden Zellen, wie beispielsweise Makrophagen erkannt. Diese Erkennung zieht einen „Signaling"-Prozess nach sich, der zu einer Aktivierung verschiedener Signalwege und damit zur Zytokinsynthese führt (Wan et al., 1995). Dennoch konnte CD14 allein nicht zur Initiierung der Signaltransduktion ausreichen, da CD14 lediglich über einen Glycosylphosphoinositol-Anker verfügt, jedoch keine zytoplasmatische Domäne aufweist. Vor einigen Jahren gelang es durch Transfektionsstudien den sogenannten Toll-Like Rezeptor 4 (TLR-4) als verantwortlichen signalübertragenden Faktor zu identifizieren (Du et al., 1999).

Wird LPS aus gram-negativen Bakterien freigesetzt, so wird es unter anderem von LBP erkannt, welches den Transfer zu CD14 ermöglicht. Dieses bildet einen Komplex mit dem TLR-4 Rezeptor. Hieran ist ein weiteres Protein beteiligt, das MD-2 Molekül, welches an der Zelloberfläche mit TLR-4 assoziiert ist (Shimazu et al., 1999).

1.2.9 CD14

CD14 ist ein 55 kD großes, membranassoziiertes Glycoprotein, welches ursprünglich als Differenzierungsantigen myelozytärer Zellen klassifiziert wurde. Es wird vorwiegend von Monozyten, Makrophagen und Granulozyten exprimiert und ist durch einen Glycophosphatidylinositol-Anker (GPI-Anker) in der Zellmembran fixiert (Goyert et al., 1988). Es konnte gezeigt werden, dass es an der LPS Erkennung beteiligt sein muss, da eine Blockade seiner Bindungsstellen durch anti-CD14 Antikörper auch die Stimulation der

Makrophagen durch LPS verhindert (Pugin et al., 1993; Wright et al., 1990). CD14 ist jedoch auch in der Lage andere Bestandteile pathogener Mikroorganismen zu erkennen, wie z.B. die Zellwandbestandteile Lipoteichonsäure (LTA) oder Peptidoglykan (PG) und wird deshalb zu den PRR „pattern recognition receptors" der angeborenen Immunantwort gezählt (Pugin et al., 1994).

Zellen, die kein membranäres CD14 exprimeren, wie z.B. Endothelzellen, können durch die Bindung von LBP an lösliches CD14 (sCD14) stimuliert werden (Frey et al., 1992; Galea et al., 1996; Haziot et al., 1993). Von diesem wurden bisher zwei Formen beschrieben, die in Urin und Plasma nachgewiesen werden können. Bei einer dieser Formen handelt es sich ursprünglich um membranäres CD14, welches durch GPI-spezifische Phospholipasen (PI-PLC und –D) von der Oberfläche CD14 positiver Zellen gelöst wurde, und durch diesen als „shedding" bezeichneten Vorgang in den Blutkreislauf gelangt (Bazil und Strominger, 1991). Die andere Form wird als sCD14 direkt sezerniert (Bufler et al., 1995; Durieux et al., 1994). Beide Formen unterscheiden sich hinsichtlich ihrer Struktur nur geringfügig voneinander. CD14 welches durch „shedding" aus membranärem CD14 hervorgeht, weist mit 55 kD ein höheres Molekulargewicht auf als das direkt sezernierte mit einem Gewicht von 53 kD.

1.2.10 Toll-Like Rezeptoren

Das Gen Toll wurde erstmals in der Fruchtfliege Drosophila beschrieben, wo es wichtige Funktionen in der Ontogenese und antimikrobiellen Resistenz erfüllt (Lemaitre et al., 1996). 1997 wurde der erste menschliche Homologe zu diesem Drosophila Protein Toll beschrieben und als Toll-Like Rezeptor (TLR) bezeichnet (Medzhitov et al., 1997). Dieses Toll-Like Rezeptor Protein gehört zu den PRR der angeborenen Immunantwort und zeigt große Übereinstimmungen in der Signaltransdutkion mit dem Zytokinrezeptor für

Interleukin-1 und -18 (Means et al., 2000; Miyake, 2006). Wie das Drosophila Toll Protein ist der humane TLR ein Typ I transmembranäres Protein, das die Basalmembran einmalig durchquert (Beutler, 2003). Es besitzt eine extrazelluläre Domäne, die einen „leucin rich repeat" (LRR) Anteil enthält, welcher für die Protein-Protein Interaktion verantwortlich ist, und einen zytoplasmatischen Anteil, der große Übereinstimmungen mit dem IL-1 Rezeptor aufweist. Sowohl für den IL-1 Rezeptor als auch den Drosophila Toll Rezeptor sind bekannt, dass sie ihre Signalübermittlung über eine „Nuclear factor kappa B" (NF-kappa B) Aktivierung steuern. Durch das Einbringen von humanem TLR in eine humane Zelllinie gelang es Medzhitov et al. dies auch für den TLR nachzuweisen. (Medzhitov et al., 1997). Des Weiteren konnten sie zeigen, dass dieser Rezeptor nach Stimulation die Expression von Zytokinen sowie co-stimulatorischen Proteinen induziert.

Inzwischen wurden 11 Toll-Like Rezeptoren identifiziert. Die Mitglieder der TLR-Familie scheinen sich durch ihre Spezifität für verschiedene pathogene Strukturen zu unterscheiden. TLR-2 bindet vor allem Bestandteile gram-positiver Bakterien, während TLR-4 LPS gram-negativer Bakterien erkennt (Qureshi et al., 1999a) und an der Vermittlung des SIRS beteiligt ist (Johnson et al., 2004; Matsuda und Hattori, 2006). Dies wurde unter anderem anhand von zwei LPS hyposensitiven Mäusestämmen untersucht (Poltorak et al., 1998; Qureshi et al., 1999b). Als Ursache der LPS Resistenz wurde bei beiden Mäusestämmen ein Defekt des Toll-Like Rezeptors 4 nachgewiesen, bei einem dieser Mäusestämme handelt es sich hierbei um eine Punktmutation, bei dem anderen wurde eine Deletion am TLR-4 Gen beschrieben (Beutler und Poltorak, 2000). Darüber hinaus ist TLR-4 ein wichtiger Mediator im Zusammenspiel zwischen angeborener Immunantwort und Stressreaktion des Körpers. So konnten Zacharowski et al. zeigen, dass die Stresshormonproduktion in TLR-4 negativen Mäusen beeinträchtigt war (Zacharowski et al., 2006). Es gibt Hinweise, dass auch Mutationen im humanen TLR Gen zu einer

Hyposensibilität für LPS führen könnten (Arbour et al., 2000). Es wird diskutiert ob bei Trägern dieser Mutation die Inzidenz einer Sepsis erhöht ist (Schroder und Schumann, 2005).

1.2.11 MD-2

Um effizient auf LPS reagieren zu können, benötigt TLR-4 die Assoziation an ein weiteres Protein. Dieses 20-30 kD große Protein wurde als MD-2 bezeichnet und interagiert an der Zelloberfläche mit dem Toll-Like Rezeptor 4 (Shimazu et al., 1999). Dadurch wird die Sensibilität von TLR-4 für LPS oder dessen Bestandteil Lipid A erhöht, des Weiteren können MD-2 und TLR-4 eine gesteigerte Expression des jeweils anderen induzieren (Dziarski et al., 2001). MD-2, welches zwar eine Signalsequenz, jedoch keine transmembranären Domänen besitzt, wird auch in löslicher Form sezerniert und bildet dann große, aus stabilen dimeren Untereinheiten zusammengesetzte Oligomere. Dieses lösliche MD-2 (sMD-2) bindet an TLR-4 und ist konzentrationsabhängig dazu in der Lage, die Affinität dieses Rezeptors für LPS zu erhöhen (Kobayashi et al., 2006; Visintin et al., 2001).

1.3 Zellinteraktion

Zytokine sind regulatorische Proteine, die konstitutiv nur in geringen Mengen produziert werden. Ihre Synthese kann jedoch durch einen Stimulus wie Bestandteile von Mikroorganismen, aber auch nicht infektiöse Traumen und Gewebsschädigungen induziert werden. Hat der Organismus Kontakt zu Zellwandbestandteilen gram-negativer Bakterien, folgt die Expression pro-inflammatorischer Zytokine, welche die Immunantwort auslösen. Um eine überschießende Immunreaktion zu vermeiden, werden jedoch auch inhibitorisch wirksame Zytokine freigesetzt. Darüber hinaus wird durch die Freisetzung von Glukocorticoiden speziell in der Leber die Biosynthese bestimmter Proteine beeinflusst. Von den bisher bekannten Zytokinen kommt den Interleukinen (IL)-1 -6 und -8, sowie dem Tumornekrosefaktor alpha (TNF-alpha) und „granulocyte macrophage colony stimulating factor" (GM-CSF) als proinflammatorischen Zytokinen beim Auslösen und Unterhalten der Immunantwort die größte Bedeutung zu, während IL-4, IL-10 und „transforming growth factor-β" (TGF- beta) inhibitorischen Einfluss haben (Castell et al., 1989).

1.3.1 IL-1

IL-1 wurde in den 1940er Jahren erstmals als „endogenes Pyrogen" beschrieben (Aktin, 1960; Merriman et al., 1977) und wird für eine Reihe von Symptomen, wie Fieber, Somnolenz und Hypotonie aber auch Leukozytose, Anaemie und Erhöhung der Akutphaseproteine verantwortlich gemacht (Dinarello, 2005). IL-1 ist ein Polypeptid mit einem Molekulargewicht von etwa 17 kD, das sowohl im Verlauf von Infektionen als auch bei Verletzungen gebildet wird. Die hauptsächliche Quelle für dieses Interleukin sind Makrophagen, aber auch epidermales, epitheliales und lymphozytäres Gewebe sind in der Lage, IL-1 zu produzieren (Dinarello, 1989). Loppnow et al. konnten in Inkubationsversuchen von humanen mononukleären Zellen mit Lipid A zeigen, dass diesem ein wichtiger Anteil der IL-1 Induktion zukommt (Loppnow et al., 1989). Dieses Polypeptid führt wiederum zu einer Stimulation von T-Lymphozyten, indem es an den IL-1 Rezeptor bindet und die Sekretion von IL-2 sowie Interferon-γ stimuliert. In T-Helferzellen hat es die Induktion der IL-6 Expression zur Folge (Simpson et al., 1997). Des Weiteren zeigt IL-1 aktivierende Effekte auf B-Lymphozyten, in denen die Produktion von Antikörpern stimuliert wird; im Muskel ruft es eine gesteigerte Aminosäurefreisetzung hervor. Fibroblasten werden zu Proliferation und Kollagensynthese angeregt. Im Hypothalamus führt IL-1 zu einer „Soll-Wert-

Verstellung" der Körpertemperatur d.h. zu Fieber, im Knochenmark wird die Freisetzung von Neutrophilen gefördert und in der Leber die Biosynthese verschiedener positiver Akutphaseproteine (APP) initiiert. Weiterhin fördert IL-1 die Prostaglandin E Synthese sowie die ACTH- und Cortisolsekretion, wobei letztere sich wiederum stimulierend auf die Produktion von APPs auswirkt. Darüber hinaus ist IL-1 in der Lage, mit weiteren Zytokinen synergistisch zu interagieren, allen voran mit TNF-alpha (Dinarello, 1989).

Es existieren zwei Formen des Interleukin-1, IL-1 alpha und IL-1 beta, wobei beide in der Lage sind, die oben genannten Symptome zu induzieren und vom gleichen Rezeptor gebunden werden können. IL-1 beta wird durch ein „IL-1 beta converting enzym" (ICE) aus einer Vorstufe des Proteins, dem pro IL-1 beta generiert. Li et al. konnten zeigen, dass ICE-defiziente Mäuse gegenüber einem Endotoxin induzierten septischen Schock resistent sind (Li et al., 1995).

IL-1 kann mit den Zellen über zwei verschiedene Rezeptoren, IL-1 RI und IL-1 RII interagieren, wobei die Funktion des IL-1 RII noch nicht ausreichend geklärt ist. Dieser kann durch Dexamethason in polymorphkernigen Zellen verstärkt exprimiert werden und scheint die Wirkung des IL-1 RI Rezeptors zu antagonisieren, indem er als „decoy" Rezeptor (eng. Köder) agiert, d.h. er kann zwar IL-1 binden, jedoch ohne ein Signal zu transduzieren (Colotta et al., 1993). Der IL-1 RI Rezeptor weist strukturelle Übereinstimmung mit den Toll-like Rezeptoren auf (Means et al., 2000) und führt wie diese zu einer NF-kappa B gesteuerten Aktivierung von Transkriptionsfaktoren (Medzhitov et al., 1998). Des Weiteren kann der IL-1 RI in der Leber über die beiden Komponenten des Transkriptionsfaktors „Activator protein-1" (AP-1), c-jun und c-fos die Transkription für Akutphaseproteine induzieren und zu einer größeren Stabilität der c-jun mRNA führen (Muegge et al., 1993).

1.3.2 IL-6

Interleukin-6, welches vor allem von Monozyten und Fibroblasten sowie B- und T-Lymphozyten sezerniert wird, gehört zu einer Zytokinfamilie, die auch IL-11, „Leukemia Inhibitory Factor" (LIF), „Oncostatin M" (OSM), „Ciliary Neurotrophic Factor" (CNTF) und Cardiotrophin-1 umfasst. Es ist sowohl an der Induktion der Immunantwort, der Akutphasereaktion, als auch der Hämatopoese beteiligt (Simpson et al., 1997). Wie die anderen Mitglieder seiner Familie hat IL-6 eine wichtige Bedeutung für Wachstum und Differenzierung, was über die Untereinheit gp130 des Rezeptors vermittelt wird. Eine Überexpression von IL-6 wird als Ursache für eine Reihe von Erkrankungen angesehen, darunter maligne Neoplasien wie das multiples Myelom und das Plasmozytom (Hirano et al., 1992; Simpson et al., 1997).

IL-6 ist der wichtigste Mediator für die Immunantwort und Biosynthese der Akute-phaseproteine in der Leber (Castell et al., 1989; Gauldie et al., 1990). Dies geht mit den klinischen Zeichen Fieber, Kachexie und Hypoglycämie einher. Bei IL-6 Knockout Mäusen konnte gezeigt werden, dass diese keine ausgeprägte Akutephasereaktion ausbilden können, Kachexie und Hypoglycämie waren weniger ausgeprägt als bei Kontrollmäusen (Fattori et al., 1994). Ansonsten entwickelten sich diese Mäuse normal, waren jedoch nicht dazu in der Lage, auf bestimmte Infektionen adäquat zu reagieren. Die Reaktion auf LPS war kaum verändert, allerdings stieg der TNF-alpha Spiegel im Vergleich zu den Wildtyp Kontrollen um das Dreifache an (Fattori et al., 1994; Kopf et al., 1994). Tilg et al. postulierten neben diesen pro-inflammatorischen Effekten auch eine anti-inflammatorische Komponente des IL-6. So konnten sie zeigen, dass IL-6 die Produktion und Freisetzung des IL-1 Rezeptorantagonisten (IL-1 Ra) und des löslichen Tumornekrosefaktor Rezeptors p55 (sTNF Rp55) induziert (Tilg et al., 1994).

Die Zytokine der IL-6 Familie gehören zu den sogenannten Typ I Rezeptoren.

Diese verfügen über eine individuelle alpha-Kette, die den Liganden bindet und eine gemeinsame Rezeptoruntereinheit gp 130, was ihre funktionelle Redundanz erklärt (Hibi et al., 1996). Gp 130 ist auch an der Signaltransduktion beteiligt, wobei zum einen über die Tyrosinkinasen der Janusfamilie (Jak1, Jak2, Tyk2) die Transkriptionsfaktoren „Signal Transducers and Activators of Transcription" (STATs) aktiviert werden, zum anderen wird ein Weg über die Tyrosinphosphatase SHP_2 die ihrerseits die STATs aktivieren kann, als auch über die Transkriptionsfaktoren der C/EBP Familie diskutiert (Heinrich et al., 1998; Lutticken et al., 1994).

1.3.3 IL-10

Um eine überschießende inflammatorische Reaktion zu verhindern, reagiert der Organismus mit der Expression anti-inflammatorischer Zytokine. Diese greifen inhibitorisch in die immunstimmulatorische Kaskade ein, um so ein Gleichgewicht zwischen Inflammation und Anti-inflammation zu erzielen. IL-10, welches 1989 erstmals beschrieben wurde, gehört zur Gruppe der anti-inflammatorischen Zytokine. Es ist ein 39 kD großes, homo-dimeres, nicht glykolysiertes Protein das innerhalb von 24 bis 48 Stunden während der Akutphasereaktion gebildet wird. Seine Expression wird durch LPS induziert. Marchant et al. konnten zeigen, dass die Injektion von LPS in Mäuse einen erheblichen Anstieg der IL-10 Spiegel zur Folge hatte (Marchant et al., 1994). Der IL-10 Rezeptor ist vor allem auf hämatologischen Zellen zu finden. Er hemmt die Zytokinbildung in aktivierten Markrophagen, sowie die TNF-alpha und Interferon-gamma Expression (Bogdan et al., 1991; Liu et al., 1994). Da sie immunstimmulatorische Wirkung aufweisen, resultiert eine Dämpfung der Immunantwort. Darüber hinaus hemmt IL-10 die T-Zellfunktion und deaktiviert stimulierte Monozyten. Dadurch schwächt IL-10 die toxische Wirkung von LPS. Im Tiermodell konnte gezeigt werden, dass die Applikation von rekombinantem

IL-10 die Letalität von Mäusen im LPS induzierten septischen Schock senken konnte, wohingegen die Neutralisierung endogenen IL-10 zu einem starken Anstieg der TNF-alpha und Interferon-gamma Level führte (Gerard et al., 1993; Marchant et al., 1994).

1.3.4 TNF-alpha

Bereits 1975 beschrieben Carswell et al. eine Substanz, die dazu in der Lage ist, Endotoxin induzierte Schwellungen zu vermindern, aber auch Tumoren anderer Genese zur Rückbildung zu bringen, indem sie beispielsweise bei Versuchstieren Nekrosen in transplantierten Tumoren verursacht. Des Weiteren beobachteten sie, dass diese, als Tumornekrosefaktor (TNF) bezeichnete Substanz, nach Endotoxinkontakt von Makrophagen ins Serum abgegeben wurde (Carswell et al., 1975).

TNF ist ein 17 kD großes Polypeptid, das von aktivierten Makrophagen, Lymphozyten, natürlichen Killerzellen sowie Epithelzellen sezerniert werden kann. Es wird primär als Transmembranprotein von 26 kD exprimiert und durch die Metalloprotease „TNF-alpha Convering Enzyme" (TACE) in das lösliche 17 kD große Zytokin gespalten, welches Homotrimere formt. TNF-alpha und weitere Mitglieder dieser Ligandenfamilie, wie „TNF-related apoptosis inducing ligand" (TRAIL), sind dazu in der Lage, in Zielzellen apoptotische Programme auszulösen (Wallach et al., 1999). TNF-alpha wird durch zahlreiche Stimuli induziert, unter anderem LPS, TPA und Zytokine. Die Wirkung des TNF-alpha gleicht in vielfacher Hinsicht der des Interleukin-1. Es scheint vor allem bei der durch bakterielle Infektionen induzierten Anorexie eine wichtige Rolle zu spielen, was ihm auch den Namen Cachectin einbrachte. Im Tiermodell konnte gezeigt werden, dass eine Senkung des TNF-alpha Spiegels auch den Gewichtsverlust von Ratten vermindern konnte (Porter et al., 2000).

Das TNF Gen ist nahe dem HLA B Genlocus lokalisiert. An seinem 5`- Ende enthält es diverse regulierende Abschnitte, unter anderem AP1 und AP2 Sites („activator protein"), ein „cAMP responsive element" sowie dem NF-kappa B äquivalente Sequenzen. Es konnte gezeigt werden, dass gerade diese Sequenzen für die LPS gesteuerte TNF Expression verantwortlich sind, sowie für die autokrine Stimulation durch TNF selbst (Spriggs et al., 1992). Es sind zwei Rezeptoren für TNF-alpha bekannt (TNF RI und TNF RII), welche beide zu einer TNF-alpha induzierten Aktivierung des Transkriptionsfaktors NF-kappa B führen (Hohmann et al., 1990).

1.3.5 Glukokortikoide

Glukokortikoide gehören zur Gruppe der Steroidhormone. Sie werden in der Nebennierenrinde gebildet und greifen steuernd in den Protein-, Lipid- und Kohlenhydratstoffwechsel ein, indem sie den Proteinabbau fördern und die Gluconeogenese aus Aminosäuren induzieren (Exton, 1979; Umpleby und Russell-Jones, 1996). Somit dienen sie der langfristigen Stoffwechselumstellung bei vermindertem Nahrungsangebot. Auch in Stresssituationen, wie Traumata und Infektionen, hat der Körper einen erhöhten Glukokortikoidbedarf. Glukokortikoide besitzen jedoch auch Einfluss auf das hämatopoetische System: Ein erhöhter Cortisolspiegel führt zu Leukozytopenie und Verringerung des lymphatischen Gewebes, wie auch einer verminderten Aktivität der B- und besonders der T-Lymphozyten, was in der immunsuppresiven Therapie ausgenützt wird. Zytokine wie TNF-alpha und IL-1 fördern über die Hypothalamus-Hypophysen-Nebennierenrinden-Achse die Freisetzung von Glukokortikoiden in Stresssituationen (Besedovsky et al., 1986).

Glukokortikoidrezeptoren sind intrazellulär lokalisiert und liegen an einen Komplex aus Hitzeschockproteinen „heat shock proteins" (HSP) gebunden vor. Die Bindung von Glukokortikoiden hat eine Konformationsänderung des Rezeptors und damit dessen Aktivierung zur Folge. Der aktivierte Rezeptor dissoziiert vom HSP-Komplex und transloziert vom Zytoplasma in den Zellkern. Dort fungiert er direkt als Transkriptionsfaktor glukokortikoidsensitiver Gene und führt somit zur Änderung der Produktionsrate der von ihnen kodierten Proteine. Dies hat unter anderem eine abgeschwächte Antikörperaktivität und eine Funktionsminderung der Interleukine-1,-2 und -6 zur Folge (Ray et al., 1990). Des Weiteren resultiert eine Steigerung der Produktion von Akutphaseproteinen in der Leber, vor allem in Kombination mit IL-6 (Ganapathi et al., 1988; Grube et al., 1994). Darüber hinaus modulieren Glukokortikoide die Immunantwort durch eine Hemmung der IL-12 Produktion durch Makrophagen und Monozyten und beeinflussen dadurch die Balance zwischen TH-1 und TH-2 Zellen und somit die Differenzierung von Lymphozyten (Prigent et al., 2004). Für die in dieser Arbeit dargestellten Experimente wurde Dexamethason (DEX) verwendet. Dieses ist ein synthetisches Glukokortikoid, das etwa 30-fach wirksamer ist als Cortisol, eines der wichtigsten Vertreter der Glukokortikoide.

1.4 Trankriptionelle und posttranskriptionelle Regulation der LBP Genexpression

Die Regulation der Genexpression ist ein wichtiger Mechanismus eukariotischer Organismen, um adäquat auf Veränderungen der Umwelt zu reagieren. Prinzipiell kann jeder Schritt von der Transkription der DNA in RNA, über das Spleißen, den Transport der RNA aus dem Zellkern, die RNA-Stabilität, sowie der Translation und schließlich der Proteinaktivität und Stabilität durch spezifische Faktoren reguliert werden. Dabei ist der transkriptionellen Kontrolle, sowie der RNA-Stabilität die größte Bedeutung für die Regulation der Akutphasereaktion zuzuschreiben.

Sowohl in Hepatozyten als auch in Hepatomzelllinien konnte gezeigt werden, dass durch pro-inflammatorische Zytokine wie IL-1 und IL-6 ein LBP Transkript induziert werden kann (Grube et al., 1994; Schumann et al., 1996a).

Die maximale Induktion konnte durch eine Inkubation der Zellen mit IL-1, IL-6 und Dexamethason erreicht werden, wobei nach 24 Stunden ein Maximum erreicht wurde. Darüber hinaus konnte gezeigt werden, dass durch IL-6 die Stabilität der mRNA gesteigert wird.

1.4.1 Der LBP Promoter

Wie bereits beschrieben, wird die Induktion von LBP vor allem transkriptionell reguliert. Bei der Analyse des LBP Promoters konnte gezeigt werden, dass er einen typischen APP-Promoter darstellt, der verschiedene Bindestellen, sogenannte „transcription factor binding sites", enthält. Dazu zählen unter anderem das „acute phase regulatory element" APRE/STAT-3, eine Bindestelle für den durch IL-6 indizierbaren Transkriptionsfaktor (TF) APRF; das „glucocorticoid responsive element" (GCREs), „cAMP responsive element binding sites" (CREB) sowie andere leberspezifische Bindestellen. Am 5´-Ende des LBP Gens konnten TFs der C/EBPβ Familie identifiziert werden. Diese binden an die CCAAT-Box und werden daher als „C(CAAT)/enhancer binding proteins" (C/EBP) bezeichnet. Des Weiteren konnten „nuclear factor-kappa B" (NF-kappa B)- Sites sowie 5 AP-1 und 2 „Signal transducers and activators of transcription" (STAT)-3-Bindestellen identifiziert werden (Kirschning et al., 1997).

Tabelle 1: Sequenz des LBP Promotors und untersuchter TF-Bindungsstellen

```
                                                          -1768 GGATCCCA ACAAACCTCA -1751
                                                    NFkB I (-1701)*
      GCCCCAGTGA CAGGCAACAC GGTACAGAGG AGCAGAGAGG CCTGGACTGT GGGGTTCCCT GTGCTTAACG -1681
                                                      AP I        AP II (-1638 und -1628)
      TGGGACATTC TGATCTTAAC CTCAGTGCCT GCCAGTGCTG TTTGTGACCT ATTGGGAGTC ACCCTGTTAA -1611

      TCCCACCACA TTCAGTTGGT TGAGGCCATC ATGAAAACCT GCCCAATTTC AAGGGAAGGG GGCAGAAACA -1541

      TTACCTTTTG ATGGAAGGAA TATCAAAGAA TTCGTGGGCA TATTTTTAAA GGACCACAAT TATCAAAAAG -1471

      CAGAGTGGTT AATGCTGTGG TGGGGAAAGC GCAAAGGGTT CTGGGACCTC AGAGGGGACC CTTTCTAGAA -1401

      TCCAGAGAAG CATGGGAGTG GTCAGGGAAG GCTTCCTGGG GGTGAGGGCA AAGCAGAACT CACAAATGTA -1331

      AGCAGGGCTG GGGCAAAACT CTAAAAATTA AACACAGTCT GTACTATAAA TTTTGTTTTC CAGAATGAAA -1261

      TTTTACTATC TTTACTTACT GCGAATATAT GCCCGGGACC ATACCCCCAA GAAAATAAAA ATTTTAGAGG -1191
                              Gfi II (-1167)
      CTGGGCATGG TGGCCCAAGT CTATAATCCC AGTATTTTGG AAGGCCAAGC GGGAGGCTTA CTTGAGCTCA -1121

      GGAGTTCGAC ACCAGCTGGG CAACATAGCA AGACCTCGTC CCTACTAAAA TACAAAAAAT TAGCTGGACA -1051

      TGGTGGCTCA CACCTGTAGT CCCAGCTACT TAGGGGGCTG TGGTGGGAGG ATCACTTGAG CCCAGGAAGT  -981

      TGAGGTTGCA GCGAGCGATG TTCATGCCAC TGGACTCCTG CTTGAGCAAC AGAGTAGACT TTGTCTCAAA  -911

      AAATGAAAAA AGAAAAAAAA ATTGTACGTA TCAACAAGCA AAAACTTTTT TAACACTTAT AATTCTACCC  -841
                                 AP III (-819)              Gfi III (-798)
      CCACAACCAG AGACAATGCC TCATGACTCC TTGCTAAATA TTTTCCAGAT TGTTGAACAT AGAAGCCTAT  -771

      TTTGAACCCC CCAAAATAGA ACCTTACACT ATGGTGCCAT TGGAAACGGA TGCCTCATGA CATCCCTTTC  -701

      CTTGCCAAGA AATACCTTTA TTTCTGCAGC CTCACTTTAA GGGACATGTC ATAATTCATT TAACCAATGC  -631
                                                                       Pro7 (-570)
      CCTTCTGGTG GATACATGAG GTTGGGTCTC ACTTCTCCTG TCCTGTTTCC CACAGCATAG CAGTGGTATC  -561
              Gfi I (-556)    APVII (-544)     KBwt (-524) NFkB II (-515)       AP IV (-493)
      TTGGAGCAGT GATTACTGG CACACTGACT CAATTATGTA TTTAAGGGCA AGTCCCTGAA ATTGAATTCC  -491
                                       Pro6 (-463)                              CEBP I (-422)
      TGGGTCACAG GGCATGCAAC TGTTTAAACA TTTGCCAATT GCCTTCCAGA AAATTTCACC ACCAGCAAGG  -421

      TTTGAGAAAC ACTGTTTTCC ATTGGGGGAA ACATTTATTT TTTAAATAAA CGAGCCAATA TATTTTAAAA  -351

      AAGAGAGTTT GGTTGGTGCC AGATGTAGCT TCACTCTCAA CCCTGCCGTC TGCTGGGGGT GAGATCTCAA  -281
                                       CEBP II (-254)
      GGGAGCTATG TGGCTTTTTT GAACCTCAGT TTCTCATCT GCTAAACCAG GCCTTCCTAG CCGAGCTCTT  -211
              CEBP III (-197)  GRE V (-185)
      AAGAGACTGG CTGAGATGAG GCAAGATGAA CAGTGATGAA TATGGGGTCT TTCTGTGGGG AGGGTGGACA  -141
              AP V (-130)
      GGGATGATCA TAGGAGTCAG GCTTCCTCAT CCACTGATCT AGGCAGTGAA AACTGGCTTC TAAGTATGAC   -71
      AP VI (-68)
      CTTATGACTT CAGTGATGAT CGCAAGCAGG TTCCAGTCCC TGTGCCTCCC CTTCCCGCTC CCAGGAACCC    -1
                                                                       Gfi IV (+60)
    1 ATCCAGCCTC AGGAACTGCC CCCAGCCATC GAGCCTTGGC TACTTAAGGG ACCTGGGCCC AATCCACAGC

   71 TGGGACAGTC CTGGCCCACT GCACTGGGAA TCTAGGATG
```

* Name der Mutation; Positionsangabe: 1. Base der potentiellen TF-Bindungsstelle am 5'-Ende, modifiziert nach Dr. Werner Hallatschek (Hallatschek, 2004)

1.5 Pathomechanismus der Sepsis

Sepsis ist die systemische Antwort des Körpers auf eine schwere Infektion. Diese wird vor allem durch die von Makrophagen sezernierten Zytokine eingeleitet. Daraufhin reagiert der Körper, vor allem die Leber, mit der Produktion bestimmter löslicher pro-inflammatorischer Proteine, die wiederum die zelluläre Immunabwehr aktivieren. Zugleich werden jedoch auch anti-inflammatorische Mediatoren synthetisiert wie z.B. IL-4, IL-10, IL-1 Rezeptorantagonist, „transforming growth factor-beta" (TGF-beta) und andere, welche die pro-inflammatorische Antwort eingrenzen sollen (Hallatschek et al., 2004). Die Vielzahl dieser Mediatoren dient dazu, die Immunantwort im Gleichgewicht zu halten (Bone, 1991; Bone et al., 1997).

Die Tatsache, dass immunsupprimierte Patienten ein erhöhtes Risiko haben, an einer Sepsis oder SIRS zu erkranken, zeigt, dass die oben beschriebenen Mechanismen essentiell für eine funktionierende Immunantwort sind. Dennoch scheinen es gerade diese Mechanismen zu sein, die bei bestimmten Patienten zu einer überschießenden Immunantwort führen und dadurch das Gleichgewicht zwischen pro- und anti-inflammatorischer Immunantwort stören. Dies führt letzten Endes zu einer massiven systemischen Reaktion, dem SIRS. Laut Bone gibt es hierfür verschiedene Bedingungen: Zum einen kann die der Immunantwort zugrunde liegende Infektion oder das Trauma zu schwerwiegend sein, als dass der Körper sich adäquat damit auseinander setzen könnte. Zum anderen sind manche Patienten aufgrund ihrer Grunderkrankung nicht zu einer ausgeglichenen Immunreaktion in der Lage. Des Weiteren weist er darauf hin, dass die meisten dieser Vorbedingungen bereits mit abnormal hohen Zytokinspiegeln assoziiert sind (Bone et al., 1997). Das SIRS manifestiert sich in verschiedenen pathophysiologischen Abläufen mit fortschreitender endothelialer Dysfunktion (Bone et al., 1997). Endotoxin, weitere Membranbestandteile eingedrungener Bakterien, sowie stark erhöhte

Serumspiegel von TNF-alpha und anderer pro-inflammatorischer Interleukine führen über eine Aktivierung des Gewebefaktors „tissue factors" zur intravasalen Gerinnung (Levi et al., 1993). Zum anderen führt die Dysfunktion des Endothels zu einer erhöhten Durchlässigkeit der Gefäße und einer gestörten Mikrozirkulation. Suttorp et al. konnten an Lungenendothelien zeigen, dass erhöhte TNF-alpha Spiegel über eine Steigerung der Phosphodiesterase 2 zu einem Anstieg cyclischer Nukleotide führen, was eine erhöhte Permeabilität der Endothelien zur Folge hatte (Seybold et al., 2005). Aufgrund der dadurch entstehenden Azidose folgt die Öffnung der arteriovenösen Kurzschlüsse, wohingegen die präkapillären Arteriolen zunächst enggestellt bleiben. Dies führt zu einer Verlangsamung des Blutstroms und einem Verklumpen der Erythrozytensäule, dem sogenannten „sludge-Phänomen". Daraus resultiert eine weitere Schädigung des Endothels, die Aggregation von Blutplättchen, Thrombenbildung und Aktivierung des plasmatischen Gerinnungssytems. Dies hat die Freisetzung von Hitzeschock-Proteinen (Rinaldo et al., 1990) und eine Herunterregulierung der die Gerinnung hemmenden, aktivierten Proteine C und S zur Folge (Faust et al., 2001; Levi et al., 1993). Daraus folgt eine Vasodilatation, Transsudation, disseminierte intravasale Gerinnung (Lagadic-Gossmann et al., 2000) mit konsekutiver Verbrauchskoagulopathie, Hypovolämie und Fehlverteilung des Blutes, was im Verlauf zu Herz-Kreislaufversagen, Schock und Multi-Organversagen führt.

1.5.1 Therapiestrategien

Die konventionelle Therapie der Sepsis beinhaltet vor allem zwei Schwerpunkte: Zum einen die Eradikation der Erreger mittels antimikrobieller Chemotherapie sowie chirurgischer Intervention, zum anderen die intensivmedizinische Betreuung mit dem Ziel kardiovaskuläre Dysfunktionen sowie Organversagen zu verhindern oder bestimmte Organfunktionen zeitweilig zu ersetzen. Trotz aller intensivmedizinischen Fortschritte hat sich die Mortalität der Sepsis in den letzten Jahren aber kaum verändert. Deshalb haben sich die Therapiestrategien in den vergangenen Jahrzehnten vor allem darauf konzentriert, modulierend in die Immunantwort einzugreifen. Kohortenstudien mit Patienten haben gezeigt, dass erhöhte Serumspiegel bestimmter Zytokine, wie TNF-alpha und IL-6, mit einem erhöhten Risiko für Multiorganversagen und einer höheren Letalität assoziiert sind (Marshall, 2001). Da, wie oben beschrieben, die disseminierte intravasale Gerinnung im Verlauf der Sepsis ein zentrales Problem in der Pathogenese des Multiorganversagens darstellt, ist sie einer der Schwerpunkte der aktuellen Forschung. Erfolgversprechende Ergebnisse scheint die Therapie mit aktiviertem Protein C zu zeigen, das in der Sepsistherapie zugelassen wurde (Cinel und Dellinger, 2007; Dhainaut et al., 2002).

Eine weitere Substanz, die bisher in der Medizin vor allem zur Durchblutungsförderung bei rheologischen Beschwerden eingesetzt wurde, ist das Pentoxifyllin (PTX). Zabel et al. konnten zeigen, dass Pentoxifyllin, welches zur Gruppe der Methylxanthine gehört, in vivo die Synthese von TNF-alpha hemmt (Zabel et al., 1991; Zabel et al., 1989). Da dem TNF-alpha sowohl in der Initiierung der Immunantwort, als auch in Pathogenese der DIC eine zentrale Bedeutung zukommt, es zugleich aber auch für Fieber und den starken Gewichtsverlust im Verlauf einer Infektion verantwortlich gemacht wird, hofft man, hiermit die Letalität der Sepsis positiv beeinflussen zu können. Aufgrund der zentralen Bedeutung des TNF-alpha für die Immunantwort gibt es zahlreiche weitere Forschungsarbeiten, die sich mit der Entwicklung und dem Einsatz von TNF-alpha Antikörpern sowie TNF-alpha Rezeptoren als Therapiestrategie befassen. Allerdings zeigten diese bisher nur geringe, nicht signifikante Erfolge (Reinhart und Karzai, 2001).

1.5.2 Therapieansätze mit Pentoxifyllin

Pentoxifyllin, in der Klinik unter dem Namen Trental® geläufig, gehört zur Gruppe der Methylxanthine. Zu diesen zählen auch die Substanzen Theophyllin, Theobromin und Koffein. Sie sind, wie das Pentoxifyllin, in der Lage dosisabhängig die zytoplasmatischen Phosphodiesterasen zu blockieren. Dadurch kann zyklisches Adenosinmonophosphat (cAMP), ein Produkt der Adenylcyclase, nicht mehr zu AMP abgebaut werden (Hong et al., 1995). Dies führt zu einer Akkumulation dieser zyklischen Nukleotide im Zytosol (Endres et al., 1991; Howell et al., 1997). Des Weiteren führt ein erhöhter cAMP-Spiegel zur Mobilisation intrazellulären Calciums, was eine Vasodilatation/Bronchodilatation zur Folge hat. Diesen Effekt macht man sich zum einen in der Therapie des Asthma bronchiale zunutze, zum anderen erklärt dies den therapeutischen Einsatz von Pentoxifyllin bei Durchblutungsstörungen. So findet Pentoxifyllin sowohl in der Therapie der peripheren arteriellen Durchblutungsstörungen (pAVK), als auch bei der Behandlung von Hörsturz und Mangeldurchblutung der Netzhaut Anwendung (Aviado und Dettelbach, 1984; Ward und Clissold, 1987). CAMP ist jedoch auch allosterischer Effektor der Proteinkinase A. Erhöhte cAMP-Spiegel führen zu einer Aktivierung dieser Proteinkinasen. Diese kann Serin- und Threonin-Reste verschiedener Proteine phosphorylieren, wie beispielsweise Enzyme und Transkriptionsfaktoren. Dadurch ändert sich der Funktionszustand der Proteine, was ein An- oder Abschalten der Transkriptionsfaktoren im Zellkern zur Folge haben kann. Hierfür gibt es spezielle Bindungsstellen, sogenannte „cAMP-responsive-element-binding-sites" (CREB).

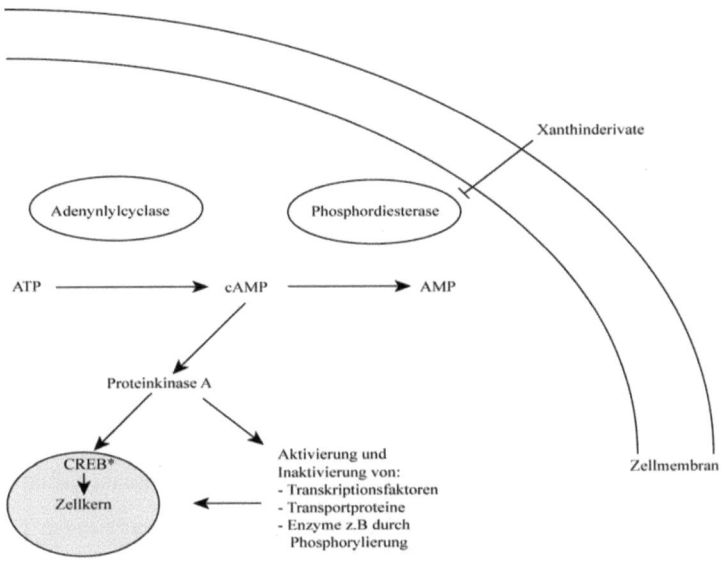

Abbildung 2: Wirkungsmechanismus von Xanthinderivaten

Die Abbildung zeigt, dass eine Hemmung der Phosphodiesterase zu einer Akkumulation von cAMP im Zytosol führt. Durch Xanthinderivate wie Pentoxifyllin und Theophyllin wird die Phosphodiesterase blockiert, welche für den Abbau von cAMP zu AMP verantwortlich ist. Dies führt zu einer Akkumulation von cAMP, welches seinerseits Enzyme oder Bindungstellen durch Phosphorylierung aktivieren oder inhibieren kann.

Methylxanthine binden jedoch bereits in wesentlich geringeren Konzentrationen als Adenosinantagonisten an die Adenosinrezeptoren (A1 und A2) des ZNS, der Koronarien und der Thrombozyten (Howell et al., 1997). Die A1-Adenosinrezeptoren sind über inhibitorische G-Proteine hemmend an die Adenylcyclase gekoppelt und führen somit zu einer verminderten Bildung von cAMP. Des Weiteren folgt die Aktivierung von Kalium-Kanälen, die ihrerseits spannungsabhängige Chloridkanäle inaktivieren. Somit führt die Aktivierung des A1 Rezeptors im ZNS zu einer Hyperpolarisation und damit zu dämpfenden Effekten. Eine Blockade dieses Rezeptors wirkt zentral stimulierend. Dagegen sind die A2 Rezeptoren an ein stimulierendes G-Protein gekoppelt und führen zu einer Aktivierung der Adenylcyclase. Sie werden erst bei höheren Dosierungen blockiert und vermitteln dadurch eine hemmende Wirkung (El Yacoubi et al., 2000). An den Koronarien hat dies eine Vasodilatation zur Folge, eine Hemmung durch Methylxanthine kann hier einen Angina pectoris Anfall auslösen. Pentoxifyllin scheint zusätzlich zu diesen Effekten noch einen Einfluss auf die Rigidität der Erythrozyten zu besitzen, die Verformbarkeit wird erhöht, was zur Verbesserung der Fließeigenschaften des Blutes führt. Des Weiteren hemmt Pentoxifyllin die Erythrozyten und Thrombozytenaggregation (Ward und Clissold, 1987). PTX verfügt über TNF-alpha antagonistische Eigenschaften und wird daher versuchsweise in der Rheumatherapie eingesetzt. Gerade diese TNF-alpha antagonistischen Eigenschaften versucht man sich in der Sepsistherapie zu Nutze zu machen.

Die prophylaktischen Gabe von Pentoxifyllin bei Patienten vor dem Einsetzten eines aortokoronaren Bypasses, führten zur Reduktion eines postoperativen SIRS im Vergleich zur Kontrollgruppe (Boldt et al., 2001). Im Tiermodell konnte die Letalität der Sepsis durch Pentoxifyllingabe eindrucksvoll gesenkt werden (Wu et al., 1999; Yang et al., 1999). Allerdings scheinen diese Effekte stark vom Zeitpunkt der Pentoxifyllinapplikation abhängig zu sein. Im fortgeschrittenen Stadium des septischen Schocks war kein protektiver Effekt mehr nachweisbar (Krakauer und Stiles, 1999; Ridings et al., 1994). Darüber hinaus scheint der Effekt dosisabhängig zu sein (Nelson et al., 1999). Staubach et al. konnten in einer Placebo-kontrollierten Studie mit Intensivpatienten zeigen, dass die kontinuierliche Gabe von Pentoxifyllin einen protektiven Einfluss auf kardiopulmonale Dysfunktionen hatte (Staubach et al., 1998). Allerdings handelte es sich hierbei um kleine Fallzahlen, so dass keine abschließende Aussage getroffen werden konnte.

Pentoxifyllin hemmt jedoch nicht nur die TNF-alpha Produktion, sondern greift auch modulierend in die Zytokinexpression während der Immunantwort ein. Hoebe konnte an Leberzellkulturen von Schweinen zeigen, dass die TNF-alpha Produktion nach LPS Induktion durch Pentoxifyllingabe vollständig gehemmt werden konnte, wohingegen die IL-6 Expression erst nach 48 Stunden gedrosselt wurde. Die NO-Produktion wurde sogar gesteigert (Hoebe et al., 2001), die Plasmakonzentrationen des negativen Akutphaseproteins Albumin blieb im Rattenmodell unbeeinflusst (Voisin et al., 1998). Bei Patienten im septischem Schock beschrieb Staudinger dagegen einen Anstieg der IL-6 Serumkonzentration in der mit Pentoxifyllin behandelten Gruppe (Staudinger et al., 1996). Coimbra beschrieb im Mausmodell eine signifikante Senkung der Mortalität bei LPS induzierter Sepsis nach Pentoxifyllinapplikation im Vergleich zur Kontrollgruppe. Er führte dies vor allem auf die Erhöhung des IL-10 Spiegels sowie eine Senkung des NF-kappa B durch Pentoxifyllin zurück (Coimbra et al., 2006; Coimbra et al., 2005).

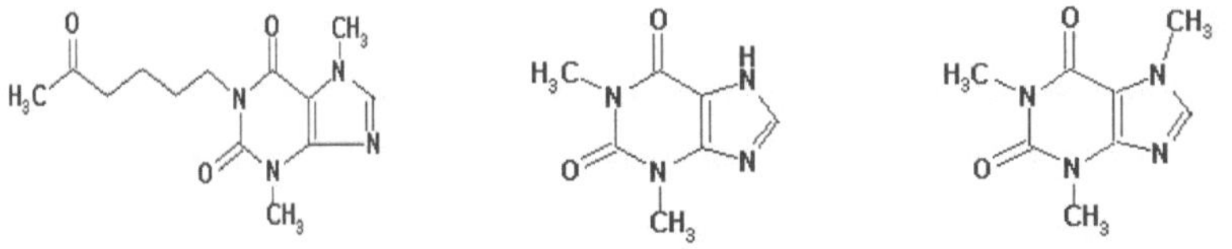

(A) (B) (C)

Abbildung 3: Strukturformeln der Xanthinderivate
(A): Pentoxifyllin (B): Theophyllin (C): Koffein

1.6 Zielsetzung der Arbeit

Wie eingangs beschrieben, besitzt LBP eine zentrale Bedeutung in der Regulation der Immunantwort. Zum einen übermittelt es den Transfer von LPS zu immunkompetenten Zellen und trägt so zur Initiierung der Immunreaktion bei, zum anderen ist es an der Neutralisierung des Endotoxins beteiligt, indem es den Transfer zu „high-density" Lipoproteinen katalysiert (Wurfel et al., 1994). LBP wird vor allem in der Leber, aber auch in Lungen und Darmepithelien synthetisiert (Dentener et al., 2000; Vreugdenhil et al., 1999). Seine Expression wird, wie die anderer Akutphaseproteine, vor allem transkriptionell reguliert, wobei die proinflammatorischen Interleukine IL-1 und IL-6, aber auch Dexamethason die wichtigsten stimulierenden Faktoren darstellen. In Untersuchungen in Zusammenarbeit mit unserer Arbeitsgruppe (Ag Schumann) konnte beobachtet werden, dass Pentoxifyllin in vivo nicht nur die TNF-alpha, sondern auch die LBP Serumspiegel senkt. Hierfür erhielt eine Patientengruppe, bei der aufgrund einer Tumorerkrankung eine isolierte Extremitätenperfusion mit TNF-alpha durchgeführt wurde, Pentoxifyllin, um die systemischen Effekte des TNF-alpha einzugrenzen. Dabei konnte gezeigt werden, dass auch die mittels ELISA gemessenen LBP Spiegel gesenkt wurden (Hohenberger et al., 2003).

Ziel dieser Arbeit war es, diese Effekte in vitro an humanen Leberzelllinien zu untersuchen. Dabei ging es um die Frage, ob die in vivo beobachteten Effekte auf eine veränderte Stimulation der LBP Expression zurück zu führen sind, da Pentoxifyllin neben TNF-alpha auch andere Zytokine beeinflusst, oder ein primärer Einfluss des Pentoxifyllin auf die transkriptionelle oder posttranskriptionelle Regulierung des LBPs vorliegt. Weiterhin sollte geklärt werden, ob es sich dabei um Pentoxifyllin spezifische Effekte handelt, oder vielmehr um Stoffwechseleffekte aufgrund seiner Eigenschaft als Phosphodieesteraseinhibitor. Des Weiteren sollte untersucht werden, auf welcher Ebene Pentoxifyllin die LBP Expression beeinflusst.

2 Material und Methoden

2.1 Chemikalien

Die verwendeten Laborchemikalien, Lösungsmittel und Puffergrundsubstanzen wurden, soweit nicht gesondert aufgeführt, von den Firmen Roth (Karlsruhe), Sigma (Taufkirchen) und Invitrogen (Karlsruhe) bezogen.

2.2 Material

Die Bezugsquellen für die verwendeten Materialien werden in den jeweiligen Abschnitten angegeben. Steriles Einwegmaterial wurde von den Firmen NUNC, Wiesbaden; Falcon, Heidelberg; Eppendorf, Hamburg bezogen.

Tabelle 2: Kommerziell erworbene komplette Assays („Kits")

Luciferase Reporter Gene Assay	Roche Molecular Biochemicals, Mannheim
Betagal Reporter Gene Assay	Roche Molecular Biochemicals, Mannheim
Mycoplasma Detection Kit	Boehringer, Mannheim
Cytotoxicity Detection Kit	Boehringer, Mannheim
RNeasy Mini Kit	Qiagen, Hilden

2.2.1 Geräte

Multifunktionsspectrometer „SPECTRA Fluor plus", Tecan, Crailsheim

2.3 Kultur eukaryotischer Zellen

Die Zellkulturen wurden an den adhärenten humanen Hepatomzelllinien HepG2, HuH-7, sowie an den Lungenepithelzellen A-549 durchgeführt.

Tabelle 3: Verwendete Zelllinien

Zellen	Herkunft
Humane Hepatomzelllinie HepG2	American Type Culture Collection (ATCC) No. HB-8065, Rockville USA (Aden, 1979)
Humane Hepatomzelllinie HuH-7	Dr. Raynes, London School of Hygiene and Tropical Medicine, London, Great Britain (Bevan, 1991)
Humane Lungenkarzinomzelllinie A-549	Deutsche Sammlung von Mikroorganismen und Zellkulturen GmbH, Braunschweig, Deutschland (Lieber et al., 1967)

2.3.1 Nährlösungen und Zusätze

Für die Zellkulturen wurden RPMI-Medium (benannt nach seiner Herkunft aus dem Roswell Park Memorial Institute, indem es entwickelt wurde) und Eagele´s „minimum essential medium" (MEM) der Firma Sigma, Taufkirchen, verwendet. Fetales Kälberserum (FKS), Trypsin, Na- Pyruvat und Gentamycin wurden von PAA Laboratories, Linz, Österreich bezogen, Glutamax sowie der Phosphatpuffer PBS („phosphate buffered saline" ohne Ca^{++} und Mg^{++}) von Life Technologies, Karlsruhe.

2.3.1.1 Nährmedium HepG2

Für das Nährmedium der HepG2 wurde RPMI-Medium verwendet, dem 10% fetales Kälberserum (FKS) sowie je 1% Penicillin/Streptomycin, Glutamax und Natriumpyruvat zugesetzt wurden.

2.3.1.2 Nährmedium für HuH-7 und A-549

Für das Nährmedium der HuH-7 sowie A-549 wurden 500 ml MEM Medium, 60 ml fetales Kälberserum und 6 ml 1% Glutamax im Wasserbad erwärmt und vermischt. Anschließend wurde 1% Sodium Pyruvat (6ml) und 1% Antibiotic/Antimycotic hinzugefügt.

2.3.2 Kultivierung

Alle Arbeiten an den Zellen wurden unter sterilen Bedingungen an einer Zellkulturbank mit steriler Laminarströmung durchgeführt. Die adhärenten Zellen wurden im jeweiligen Nährmedium unter Zugabe von 10% fetalem Kälberserum und einem Penicillin/Streptomycin Antibiotikum bei 37°C und einer Begasung mit 5% CO_2 kultiviert. FKS wurde zuvor 30 min bei 56°C im Wasserbad inaktiviert. Das Medium wurde vor Kontakt mit der Zellkultur im Wasserbad auf 37°C erwärmt. Alle 3 Monate wurden neue Chargen der Zelllinien in Kultur genommen und nach zwei Wochen Kultur mit den Experimenten begonnen. Die Zellen wurden dreimal pro Woche umgesetzt und gegebenenfalls expandiert.

Bei konfluenten Zellen wurde dazu zunächst das alte Nährmedium abgenommen, die Zellen mit ca. 5 ml PBS gewaschen und anschließend mit 2,5 ml 2,5% Trypsin EDTA Viralex von der Kulturflasche gelöst. Nach Ablösung der Zellen wurde die Wirkung des Trypsins mit 10 ml FKS -haltigem Medium gestoppt. Die Zellen wurden bei 1000 RpM und Raumtemperatur für 5 Minuten zentrifugiert und der Überstand anschließend verworfen. Die so gewonnenen

Zellen wurden in frischem Kulturmedium aufgenommen und auf Mehrlochplatten, je nach Versuch 12 - 64 „well", ausgesät. Um die Zellzahl zu ermitteln, wurde ein Tropfen Zellsuspension in eine Zählkammer gegeben und „meanderförmig" ausgezählt. Die Zellen wurden, je nach Anzahl der „wells" der verwendeten Platte, in Konzentrationen von 0,5 x 10^5/ml bis 1x10^5/ml in die Kulturplatten ausgesät.

2.3.3 Mycoplasmeninfektion der Zellkultur

Da Mycoplasmen die biochemischen Eigenschaften und Genexpressionen in Zellkulturen verändern können, was zur Verfälschung der Stimulationsergebnisse führen würde, wurden regelmäßig Mycoplasmentests durgeführt. Hierzu wurde ein „Mycoplasma Detection Kit" der Firma Roche verwendet. Bei Kontamination mit Mycoplasmen wurden die Zellkulturen verworfen oder über einen Zeitraum von 6 Wochen mit „BM-Cyclin"(Roche, Mannheim) antibiotisch behandelt, bevor sie für weitere Stimulationsversuche verwendet wurden.

2.3.4 Stimulation der Zelllinien

Die zur Stimulation verwendeten Zytokine IL-1 und IL-6 sind humanen Ursprungs und wurden rekombinant hergestellt. Sie wurden von R&D Systems, Wiesbaden-Nordenstadt, bezogen, das Glucocorticoid Dexamethason (DEX) wurde von der Firma Sigma, Taufkirchen, erworben. Die Substanzen wurden als Aliquots bei $-20°C$ eingefroren. Sie wurden jeweils nur einmal aufgetaut und bei $4°C$ maximal vier Wochen gelagert.

Die Zellen wurden ein bis zwei Tage vor den Experimenten in die Kulturplatten gesät. Zu Beginn der Stimulation waren die Zellen zu 50-70% konfluent. Mit der Stimulation wurde zugleich das Medium gewechselt.

2.4 Sterilfiltration

Da alle Arbeiten an den Zellen unter sterilen Bedingungen durchgeführt wurden, musste von manchen Substanzen zunächst sterile Lösungen hergestellt werden. Hierfür wurde von den entsprechenden Substanzen Stammlösungen erstellt, indem diese nach Herstellerangaben in PBS oder H_2O gelöst wurde. Die Sterilfiltration wurde unter einer Sterilbank durchgeführt. Die unsterile Stammlösung wurde durch ein Sterilfilter (0,2 nm) in ein steriles Röhrchen filtriert. Die Stammlösung wurde anschließend unter sterilen Bedingungen portioniert und die Aliquots nach Herstellerangaben bei Raumtemperatur gelagert oder bei -20°C eingefroren Alle Substanzen wurden von der Firma Sigma (Taufkirchen) bezogen.

Theophyllin und Koffein wurden jeweils in, im Wasserbad erwärmten, PBS gelöst. Diese Substanzen kristallisieren beim erkalten aus und wurden daher vor den Inkubationsversuchen erneut im Wasserbad erwärmt.

Tabelle 4: Sterilfiltration

Substanz	FW	Lösungs-mittel	Verhältnis	Molarität	Lösungstemperatur	Lagerung
Pentoxifyllin	278,3 g	PBS	278,3 mg in 100 ml PBS	100 mM	Raumtemperatur	-20 °C
Theophyllin	18,02 g	PBS	0,42 g in 50 ml PBS	5 mM	erwärmt im Wasserbad	Raumtemperatur
Koffein	194,2 g	PBS	0,97 g in 50 ml PBS	100 mM	erwärmt im Wasserbad	Raumtemperatur
Bt_2cAMP	491,4 g	H_2O	25 mg in 250 µl sterilem H_2O	203 mM	Raumtemperatur	-20 °C

2.5 Toxizitätstest

Um eine mögliche Toxizität der zu untersuchenden Substanzen auf die verwendeten Zelllinien zu ermitteln, welche die Ergebnisse verfälschen bzw. in ihrer Aussagekraft einschränken würde, wurden verschiedene Toxizitätstests durchgeführt. Diese Toxizitätstests wurden mit allen untersuchten Substanzen wiederholt, da der Ablauf jedoch identisch war, werden sie hier exemplarisch für Pentoxifyllin dargestellt. Die Zellen wurden unter sterilen Bedingungen in 24- „well"-Platten ausgesät (Zelldichte ca. 0,5 x 10^5/„well" in 500 µl Nährmedium) und für 48 Stunden bei 37 °C (und einer Begasung mit 5% CO_2) inkubiert. Danach wurden die Überstände abgenommen und durch 0,2 ml neues Medium, sowie der zu untersuchenden Substanz in den entsprechenden Konzentrationen ersetzt.

2.5.1 Trypanblau-Färbung

Die Zellen wurden mit 0,1; 1; 10 mM PTX für jeweils 8; 24 und 48 Stunden inkubiert. Danach wurden die Überstände abgenommen und die Zellen mit 200 µl PBS/„well" beschichtet. Anschließend wurden die Zellen mit 50 µl/„well" Trypanblau angefärbt (Sigma, Tauffkirchen), das entspricht einer 1:5 Verdünnung. Geschädigte Zellen lassen sich mit dieser Methode blau färben, wohingegen vitale Zellen den Farbstoff aktiv aus der Zelle pumpen. Die Zahl der angefärbten Zellen wurde mittels Zählkammer unter dem Mikroskop bestimmt.

2.5.2 Bestimmung der Lactatdehydrogenase (LDH) im Überstand

LDH findet sich im Zytosol der Leberzellen und wird bei Schädigung der Zelle extrazellulär abgegeben. Dies kann im Kulturüberstand durch eine Farbreaktion gemessen werden. Um auszuschließen, dass Pentoxifyllin toxisch auf die untersuchten Zelllinien wirkt, wurden die Zellen mit unterschiedlichen

Pentoxifyllin Konzentrationen für jeweils 8; 24 und 48 Stunden inkubiert und anschließend die Überstände abgenommen. Es wurden je 100 µl/„well"auf 96-„well" -Platten überführt (96-„well"-Platten, Firma Nunc (Wiesbaden)). Des Weiteren wurden als Kontrolle Überstände unstimulierter Zellen („low control"), sowie jeweils zwei „wells" mit zellfreiem Kulturmedium und den verschiedenen Pentoxifyllin-Konzentrationen beschichtet um eine Farbreaktion aufgrund einer Interaktion zwischen beiden Substanzen auszuschließen und Aussagen über den Hintergrund zu erhalten („substance control"). Anschließend wurde die LDH-Konzentration in den Zellüberständen mittels eines kommerziellen Kits (Roche) ermittelt: Es wurden je 100 ml/„well" einer Reaktionslösung, bestehend aus einem Katalysator und einer Farblösung pipettiert, und die Proben im Dunkeln bei Raumtemperatur 15 Minuten inkubiert. Bei der Reaktion die aus zwei Schritten besteht, reduziert das freigesetzte LDH im ersten Schritt NAD zu NADH+H durch die Oxidation des Lactats zu Pyruvat. In der zweiten enzymatischen Reaktion werden zwei H^+ von NADH+H durch einen Katalysator zum gelben Tetrazoliumsalz INT übertragen, wodurch ein roter Farbkomplex (Formezan) entsteht, der in seiner Intensität mit der freigesetzten LDH-Menge korreliert. Die Farbreaktion wurde mit 50µl 1 M Salzsäure (HCL) pro „well" beendet und die Absorption bei 490 nm gemessen (Multifunktionsspektrometer „SPECTRA Fluor plus", Tecan, Crailsheim). Zur Auswertung wurde die „substance control" von den Messwerten subtrahiert und die Ergebnisse in Relation zur „low control" graphisch dargestellt.

2.5.3 Bestimmung der gesamt-LDH („high control")

Um die im Überstand gemessene LDH-Menge zu quantifizieren und die eventuelle Zytotoxizität von Pentoxifyllin zu ermitteln, wurde wieder der gleiche Ansatz wie oben beschrieben gewählt. Allerdings wurden hierfür nicht die Überstände abgenommen, sondern der komplette Ansatz mit 10% Triton X

100 überschichtet (10 µl pro „well"), um die Zellen zu lysieren und Auskunft über den LDH-Gehalt des ganzen Systems zu erhalten. Die Proben wurden während des Arbeitens auf Eis gelagert. Anschließend wurden jeweils 100 µl/„well" des Lysats in 96 „well" - Platten überführt, mit 100 µl/„well" Reaktions-lösung überschichtet und die Farbreaktion nach 15 Minuten mit 50 µl/„well" 2 M Salzsäure abgestoppt. Die Absorption wurde bei 290 nm gemessen.

2.5.3.1 Auswertung

Zur Errechnung der Zytotoxizität (in %) wurde das Verhältnis von „low control" zu „high control" ermittelt, mit 100 multipliziert und von den Messwerten der LDH im Überstand subtrahiert.

2.5.4 Proteinbestimmung lysierter Zellen nach Bradford

Um zu klären ob die Proteinsynthese der HepG2 Zellen durch Pentoxifyllin beeinflusst wird, oder eine Wachstumshemmung besteht - denn der bestimmte Proteingehalt korreliert mit der Anzahl adhärenter Zellen - wurden die Zellen wie eingangs beschrieben auf Kulturplatten ausgesät und mit unterschiedlichen Pentoxifyllinkonzentrationen für 8, 24 und 48 Stunden inkubiert. Anschließend wurden die Überstände abgenommen. Die Zellen wurden zweimal mit PBS gewaschen und anschließend mit 80 µl/„well" ICE-Lysepuffer überschichtet. Daraufhin wurden sie für 10-15 Minuten bei Raumtemperatur inkubiert und die Zellen von der Platte geschabt. Das Zelllysat wurde abgenommen und für 20 Minuten bei 4 °C und 13.000 RPM zentrifugiert. Anschließend wurden die Überstände abgenommen und auf Eis gelegt.

Zur Proteinbestimmung wurde eine 1:5 verdünnte Bradfordlösung hergestellt und eine Verdünnungsreihe bekannter Proteinkonzentration mittels eines Standarts (BSA) der Firma ROTH erstellt. Die Standartreihe hatte

Konzentrationen von 1 bis 10 µg/µl. Anschließend wurden je 5 µl Probe mit 15 µl H_2O auf 1000 µl Bradford pipettiert und bei 592 nm die Absorbtion gemessen (Multifunktionsspektrometer „SPECTRA Fluor plus", Tecan, Crailsheim). Anhand der Standardreihe wurden die Proteinkonzentrationen in den Proben errechnet.

2.6 H-LBP ELISA

Um den Einfluß verschiedener, den cytosolischen cAMP-Spiegel erhöhender Substanzen auf die LBP Expression humaner Hepatomzellen zu untersuchen, wurde ein Sandwich-„Enzyme-Linked-Immunosorbent-Assay" (Sandwich ELISA) gewählt. Der ELISA verwendet zwei polyklonale, aus Kaninchen stammende Antikörper, die gegen humanes LBP (h-LBP) gerichtet sind. Der erste, an die Platte gebundene Antikörper erlaubt die Anreicherung und Quantifizierung kleinster Mengen LBP aus den Kulturüberständen, der biotinylierte, zweite Antikörper dient dem Nachweis des immobilisierten LBPs. An diesen bindet hochaffin Streptavidin, an welches „horserettich-peroxidase" gekoppelt ist. Dieses Enzym katalysiert die Umwandlung des Substrats O-Phenylendiamid-Dihydrochlorid (OPD) in einen photometrisch quantifizierbaren Farbstoff.

2.6.1 Stimulation adhärenter Zellen für h-LBP ELISA

Die Zellen wurden unter sterilen Bedingungen in 24 „well"-Platten ausgesät ($0,5 \times 10^5$ pro „well") und für 48 Stunden bei 37 °C und einer Begasung mit 5% CO_2 inkubiert. Danach wurden die Überstände (pro „well" 0,5 ml) abgenommen und durch 0,2 ml neues Medium mit dem entsprechenden Stimulationsagens ersetzt. Es wurden jeweils drei „wells" mit der gleichen Konzentration stimuliert, um die Standartabweichung zu ermitteln und eventuelle Abweichungen zu erkennen. Um den Einfluss der Methylxanthine bzw. des cAMP auf die LBP Expression zu ermitteln, wurden die Zellen der HepG2 und HuH-7 Zelllinien sowie A-549 mit IL-1 (50 U/ml), IL-6 (50 bzw. 500 U/ml) und Dexamethason (1µM) stimuliert und das zu untersuchenden Agens hinzugefügt. Wenn nötig, wurden die betreffenden Substanzen vorher mit Medium verdünnt, um die gewünschte Molarität zu erzielen. Die Zellen wurden anschließend für weitere 12- 48 Stunden unter den bereits oben beschriebenen Bedingungen inkubiert bis die Überstände abgenommen wurden. Diese wurden sofort verwendet oder bei -20 °C eingefroren. Die Zellen wurden dreimal mit PBS gewaschen und für die Proteinbestimmung lysiert.

2.6.2 Durchführung des h-LBP ELISA

Tabelle 5: Herstellung der Puffer

Coating Puffer	100 mM $NaHCO_3$, pH 8,2
Verdünnungspuffer	10% FKS, 1x PBS
Waschpuffer	0,05% Tween 20, 1x PBS

Die ELISA-Platten (MaxiSorp Immunoplatte, 96-„well", NUNC, Wiesbaden) wurden mit 50 µl/„well" einer 1,27 mg/ml Lösung des anti-LBP Antikörpers beschichtet („polyclonal Rabbit anti h-LBP AK", XOMA, Berkely, USA), dies entspricht 50 µl/„well" coating buffer und 0,1 µg/„well" des 1. AKs und über Nacht bei 4 °C inkubiert. Anschließend wurden sie dreimal mit Waschpuffer gewaschen und die freien Bindungsstellen mit 200 µl/„well" Verdünnungspuffer blockiert. Nach einer Stunde Inkubationszeit bei Raumtemperatur und erneutem einmaligen Waschen, wurden jeweils 100 µl einer Verdünnungsreihe des rekombinanten LBP (rLBP Standart, XOMA) bekannter Konzentration und die zu bestimmenden LBP haltigen Proben zugegeben und erneut eine Stunde bei Raumtemperatur inkubiert. Die Verdünnungsreihe hatte einen Maximalwert von

100 ng/ml. Nach viermaligem Waschen der Platten wurden 100 µl/„well" Verdünnungspuffer und 30 pg/„well" des zweiten Ak (biotinylierter 1.Antikörper), mit einer Endkonzentration von 635 ng/ml, auf die Platten aufgetragen, und diese eine Stunde bei Raumtemperatur inkubiert.

Nach viermaligem Waschen wurde der sekundäre Antikörper mit je 100 µl/„well" Streptavidin-Peroxidase-Konjugat (Sigma, Taufkirchen), 1:1000 mit Verdünnungspuffer verdünnt, detektiert. Nach 30-minütiger Inkubation bei Raumtemperatur und viermaligem waschen wurde mit der Farbreaktion begonnen. Als Substrat wurden je 100 µl OPD (ortho-Phenylendiamin-Dihydrochlorid, Tablet Sets, Sigma) pro „well", gelöst in Aqua-dest, mit einer Puffertablette, verwendet. Nach einer Entwicklungszeit von etwa 20 Minuten wurde die Farbreaktion mit 50 µl/„well" einer 2 M Schwefelsäure beendet. Anschließend wurde die Absorption der Proben im Spektrometer (SpectraFluor Plus, Tecan, Crailsheim) bei 492 nm gemessen und die LBP Konzentration anhand der Eichkurve errechnet.

2.7 Bestimmung der Transkriptionsaktivität des LBP Promoters

Die Transkriptionsaktivität des LBP Promoters wurde mit Hilfe des Luciferase Reportergenassay untersucht, die Transfektionseffizienz mit Hilfe des Betagalactosidase Reportergenassay ermittelt. Hierfür wurden die Zellen zunächst mit einem LBP Promoter/Luciferase-Konstrukt transfiziert und ca. 48 Stunden später die Betagalactosidase- und Luciferaseaktivität gemessen. Da durch mangelnde Transfektionseffizienz Fehler bei der Beurteilung der Transfektionsaktivität hervorgerufen werden können, wurde der Quotient von Luciferasemessung und Betagalactosidaseassay ermittelt.

2.7.1 Amplifikation von Plasmiden in Bakterienkulturen

Die Vervielfältigung der zur Transfektion benötigten Plasmide erfolgte in transformierten Bakterien, die als Glycerolstocks im Labor zur Verfügung standen und bei $-80°C$ gelagert wurden. Die Amplifikation der die DNA des trunkierten LBP Promoters enthaltenden Plasmide, erfolgte in DH5-*E. coli* Kulturen, die in ampicillinhaltigem Luria Bertani (LB)-Medium angesetzt wurden. Die verwendeten Plasmide enthielten jeweils ein Resistenzgen für Ampicillin. Hierdurch wurde gewährleistet, dass sich ausschließlich die plasmidhaltigen Bakterien in dem Nährmedium vermehren konnten. Es wurden je 5 ml LB-Medium mit 10-20 µl des Bakterienglycerolstocks beimpft und über Nacht bei 37°C auf einem Warmluftschüttler (140 RPM) inkubiert.

2.7.1.1 Luria Bertani (LB)-Medium

Das LB-Medium wurde aus 10 g Bacto-Tryptone, 5 g Bacto Yeast extract (Hefe) und 10 g NaCL hergestellt und anschließend auf 950 ml H_2O aufgefüllt. Der pH-Wert wurde mit NaOH auf 7 eingestellt und der Ansatz mit H_2O auf einen Liter aufgefüllt. Um Agarplatten für die Bakterienkulturen herzustellen oder Plasmide zu amplifizieren, wurde dem LB-Medium Agar zugesetzt und 20 Min bei 121 °C autoklaviert. Vor dem Gießen der Platten wurde unter sterilen Bedingungen Ampicillin zugefügt. Zur Herstellung der Kulturplatten wurde dem LB Medium 15 g/l Agar zugesetzt.

2.7.2 Präparation von Plasmid-DNA aus Bakterienkulturen

Aus den Bakterienkulturen wurde je 1 ml entnommen und in sterilen 1,5 ml Eppis durch Zentrifugation bei 14.000 RPM Bakterienpellets gewonnen. Die Plasmid-DNA wurde mittels eines „Miniprep" der Firma Qiagen nach Instruktion des Herstellers isoliert und ihre Konzentration sowie der Reinheitsgrad im Photometer bestimmt.

2.7.3 Konzentrationsbestimmungen von Nukleinsäuren

Die Optische Dichte (OD) von RNA und DNA-Lösungen wird bei 260 nm erfasst, wobei eine OD von 133 µg/ml Einzelstrang- bzw. 50 µg/ml Dopplestrang-DNA entspricht. Um die Konzentration der wie oben beschrieben isolierten DNA zu ermitteln, wurden je 5 µl entnommen und mit Aqua dest. 1:20 verdünnt; anschließend wurde in einer Quarzküvette im Photometer die OD bei 260 nm gemessen und mit dem Leerwert verrechnet. Des Weiteren wurde, um eventuelle Verunreinigungen der DNA durch Salze oder Proteine zu beurteilen, die OD bei 280 nm ermittelt und anschließend der Quotient OD_{260}/OD_{280} errechnet (Kroczek, 1993). Quotienten die außerhalb eines Wertes zwischen 1,5-2 liegen, deuten auf eine starke Verunreinigung der DNA hin und erfordern weitere Waschschritte.

2.7.4 Einfügen von Mutationen in den LBP Promoter

Um die Rolle der CREB-Site des LBP Promoters im Bezug auf die LBP Expression zu untersuchen, wurde eine Mutation des ersten Basenpaares dieser Site vorgenommen. Hierfür wurde der Stratagenes QuickChange Mutagenesis Kit der Firma Stratagene (La Jolla, Kalifornien, USA) verwendet, da er spezifische Mutationen in praktisch jedem Doppelstrang Plasmid erlaubt. Die Mutation erfolgte nach Angaben des Herstellers, die Primer wurden von der Firma Genset Oligos (Paris, Frankreich) bezogen.

Das Kit wird dafür verwendet, Punktmutationen zu erzielen, Aminosäuren auszutauschen und einzelne oder mehrere Aminosäuren zu entfernen oder einzubauen. Eine Polymerase repliziert beide DNA Stränge mit einer hohen Affinität ohne den „Mutant oligonukleotid primer" zu ersetzen. Das zu Grunde liegende Verfahren nutzt einen „supercoiled" (überspiralisierte DNA) Doppelstrang DNA Vektor, der die gewünschte Sequenz beinhaltet und zwei synthetische Oligonukleotidprimer, welche die Mutation enthalten. Die

Oligonukleotidprimer, wovon jeder komplementär zum Gegenstrang des Vektors ist, werden während der Zyklen durch eine Turbo DNA–Polymerase verlängert. Die Aufnahme des Oligonukleotidprimers erzeugt das mutierte Plasmid, welches die erforderliche Schnittstelle enthält.

Anschließend wurde das Produkt mit einer Dpn I Endonuklease (Ziel: Sequenz 5`-Gm6ATC-3`) verdaut. Sie ist spezifisch für methylierte und hemimethylierte DNA und wird dazu verwendet, die „elterliche" DNA zu verdauen und die synthetisierte DNA, welche die Mutation enthält, herauszufiltern. DNA von beinahe allen *E. coli* Stämmen ist methyliert und daher der Verdauung durch Dpn I zugänglich. Die geschnittene Vektoren DNA, welche die gewünschte Mutation enthielt, wurde anschließend in superkompetente Zellen transformiert.

2.7.5 Transformation

Zur Transformation der Plasmid DNA in *E. coli* wurden 50 µl kompetente Bakterien (Life Technologies, Karlsruhe) auf Eis aufgetaut und mit 10 ng DNA gemischt. Nach einer 30-minütigen Inkubationszeit auf Eis wurde der Ansatz für 45 s einem Hitzeimpuls von 42 °C ausgesetzt und anschließend für 2 min auf Eis gestellt. Danach wurden die Zellen in 0,5 ml LB-Medium aufgenommen. Die Zellen wurden eine Stunde bei 37 °C geschüttelt, anschließend je 250 µl auf Agarplatten ausplattiert und über Nacht bei 37°C inkubiert. Nach mindestens 16-stündiger Inkubation wurde jeweils eine Kolonie von der Platte „gepickt" und in 5 ml LB-Medium aufgenommen. Die entnommenen Kolonien wurden erneut über Nacht inkubiert und anschließend die DNA mittels Miniprep isoliert.

2.7.6 Restriktionsspaltung von DNA

Zur Kontrolle der Plasmide und der Mutationseffizienz wurde die DNA extrahiert und anschließend ein Restriktionsverdau durchgeführt um die

Richtigkeit der Schnittstelle und damit der neu eingefügten Mutation (Insert) zu überprüfen. Es wurden parallel jeweils zwei Ansätze erstellt, einer mit der DNA der Wildtypen und einer mit den zu vergleichenden Proben. Pro Ansatz wurden 1 µg des zu untersuchenden Plasmids, 1x Restriktionspuffer und 2-5 U des Restriktionsenzyms pro µg DNA eingesetzt, wobei das Volumen des Enzyms maximal 10% des Gesamtansatzes betrug. Um die Differenzen auszugleichen und überall das gleiche Volumen zu erzielen wurde Aqua bidest verwendet. Bei der Spaltung durch mehr als ein Enzym wurden die Puffer so gewählt, dass eine Inkompatibilität vermieden wurde. Anschließend erfolgte die Inkubation bei der vom Hersteller des Enzyms angegebenen Temperatur, über die Dauer von einer Stunde.

2.7.7 Elelektrophoretische Auftrennung der DNA

Nukleinsäuremoleküle können in einer Agarosegel-Matrix in einem elektrischen Feld aufgrund ihrer unterschiedlichen Größe aufgetrennt werden. Zur Beurteilung der DNA-Fragmente nach dem Restriktionsverdau wurden die Gemische mittels Gelelektrophorese untersucht. Hierfür wurde ein Agarosegel verwendet, bestehend aus 1xTBE und 0,8-2% Agarose, je nach Größe der zu erwartenden Fragmente. Für kleine Fragmente wurde ein höher konzentriertes Gel gewählt. Um die Banden sichtbar zu machen, wurde Ethydium-bromid (18 µg/ml) zugesetzt. Bevor die Ansätze auf das Gel aufgetragen wurden, wurden sie mit 6 x Ladepuffer, die Ladder mit Lade- und Laufpuffer versetzt. Zur Trennung der DNA-Fragmente wurden diese im Agarosegel einer elektrischen Spannung von 5 V/cm ausgesetzt. Um die Größe der Fragmente zu beurteilen, wurde ihre Laufstrecke mit der eines „Markers", d.h. DNA-Fragmenten definierter Größe (Ladder), verglichen; als Marker dienten die 100 bp- oder die 1 kb-Leiter des Herstellers Life Technologies, Karlsruhe. Anschließend wurden die Banden mit Hilfe von UV-Licht sichtbar gemacht, fotografiert und ausgewertet. Hierfür wurden die Gelbanden sowohl mit den geeigneten Ladder als auch mit dem Wildtyp verglichen.

2.7.7.1 5 x TBE

TBE, welches zur Herstellung des Gels und als Laufpuffer verwendet wird, wurde aus 54 g Trisbase, 27,5 g Borsäure, 20 ml 0,5 M EDTA mit einem pH-Wert von 8,0 hergestellt und anschließend 1000 ml H_2O hinzugefügt. Dieses 5xTBE wurde je nach Bedarf mit H_2O zu 1xTBE verdünnt.

2.7.7.2 6 x Ladepuffer

Der verwendete Ladepuffer wurde aus 0,25% Bromphenolblau, 0,25% Xylencyanol, sowie 30% Glyzerin in Aqua bidest. hergestellt und bei 4 °C gelagert.

2.7.8 Transfektion adhärenter Zellen

Für die Transfektion wurde Lipofectamin^{TM}-Reagenz der Firma Life Technologies, Karlsruhe verwendet. Die Transfektion erfolgte nach Angaben des Herstellers, modifiziert durch Dr. Werner Hallatschek und Fränzi Creuzburg. Die verwendeten Plasmide wurden freundlicherweise von Fr. Creuzburg und Hr. Dr. Hallatschek zur Verfügung gestellt oder wie oben beschrieben gewonnen. Um den Einfluss eines erhöhten cAMP-Spiegels auf die Transkriptionsaktivität des LPB-Promotors zu untersuchen, wurden sowohl HepG2 als auch HuH-7 verwendet. Die Zellen wurden zunächst in einer Zelldichte von 1×10^5 Zellen/„well" in 12- „well"-Platten ausgesät und für 48 Stunden im Brutschrank inkubiert, bis sie zu 50-80% konfluent waren. Vor der Transfektion wurden sie mit je 1 ml/„well" FKS-freiem Medium gewaschen.

Um das Transfektionsagens herzustellen, wurden separat zunächst zwei Lösungen erstellt, wovon die erste Lipofectamin, die zweite die DNA enthielten.

Das Lipofectamin wurde in FKS-freiem Medium in Polystyrolgefäßen aufgenommen, wobei pro „well" 4 µl Lipofectamin und 40 µl Medium verwendet wurden. Für den zweiten Ansatz wurden je 1 µg LBP/Luciferase-Plasmid DNA und 0,2 µg Betagalactosidaseplasmid gemischt und mit zusatzfreiem Medium auf 40 µl aufgefüllt. Die beiden Ansätze wurden vorsichtig gemischt und ca. 30 Minuten bei Raumtemperatur inkubiert. Anschließend wurde der Ansatz mit Medium auf 400 µl/„well" aufgefüllt und dadurch die Inkubation beendet. Es wurden je 400 µl auf die gewaschenen Zellen pipettiert und für 4 Stunden im Brutschrank inkubiert. Die Transfektion wurde durch Austausch des Transfektionsmediums durch Standartnährmedium (je 1 ml/„well") beendet und die Zellen für weitere 24 Stunden unter Zellkulturbedingungen inkubiert.

2.7.9 Stimulation transfizierter Zellen für Luciferaseassay

Die transfizierten Zellen wurden je nach Assay mit IL-1, IL-6 und Dexamethason stimuliert. Hierfür wurde das Medium gewechselt und die Zytokine in der gewünschten Molarität in 1 ml Medium zu den Zellen gegeben. Anschließend wurde diejenige Substanz, deren Einfluss auf den Promoter untersucht werden sollte, in den entsprechenden Verdünnungen hinzugefügt. Im Folgenden wurden die Zellen unter den bereits oben be-schriebenen Kulturbedingungen für 12- 48 Stunden stimuliert. Der Zeitpunkt der Zugabe der Zytokine wurde als Zeitpunk „0" der Stimulation gesetzt.

2.7.10 Luciferase Reportergenassay

Die Aktivität des Promotors in transfizierten eukaryotischen Zellen kann dadurch untersucht werden, dass die zu untersuchende Promotersequenz mit einem einfach zu detektierenden Reportergen, wie das, welches für das Enzym Luciferase kodiert, verknüpft wird. Dieses Enzym des nordamerikanischen

Glühwürmchens „Luciferase Photinus Pyralis" besteht aus einem einzigen Polypeptid (62 kD) aus 550 Aminosäuren, das in seiner monomeren Form aktiv ist. Die Luciferase katalysiert eine Adenosintriphosphat (ATP)-abhängige oxidative Decarboxylierung von Luciferin, bei der Licht mit einer Wellenlänge von 562 nm produziert wird:

Luciferin + ATP+O_2 $\xrightarrow{Mg^{2+}}$ $\xrightarrow{Luciferase}$ Oxyluciferin + AMP + Pp_i + CO_2 + Licht

Die gemessene Lumineszens korreliert dabei direkt mit der Transfektionsaktivität des Promoters, der an das Reportergen gekoppelt wurde. Nach Ablauf der Stimulation wurden die Überstände der Zellen abgenommen und die Zellen zwei Mal mit kaltem PBS gewaschen (1 ml/„well"). Anschließend wurden sie mit 150 µl Lysepuffer überschichtet und 10 Minuten unter leichtem Schütteln bei Raumtemperatur inkubiert. Daraufhin wurden die Zellen mit einer Pipette abgelöst, das Lysat in eine 96- „well"-Rundbodenplatte überführt und gegebenenfalls bei -20°C eingefroren. Das Zelllysat wurde für 10 Minuten bei 3.200 RPM zentrifugiert. Die Messung erfolgte nach Angaben des Herstellers; hierfür wurden 20 µl Lysat in eine Mikrotiterplatte überführt und mit 50 µl Luciferase Reagenz beschichtet. Die Messung erfolgte umgehend in weißen 96- „well"-Platten (Nunc, Wiesbaden) im Multifunktionsspektrometer „SPECTRA Fluor plus", Tecan, Crailsheim.

2.7.11 Betagalactosidaseassay

Um die Transkriptionseffizienz zu ermitteln, wurde der Betagalactosidaseassay der Firma Roche, Mannheim, gewählt. Die Aktivität eines eukaryonten Promoters wird hierbei dadurch untersucht, dass ein leicht zu detektierendes Reportergen an die regulatorische Sequenz von Interesse gekoppelt wird. Das LacZ-Gen von *E.coli* kodiert für β-Galactosidase. Bakterielle β-Galaktosidase (β-Gal) enthält vier identische Untereinheiten, wovon jede ein Molekulargewicht von 116 kD besitzt und aus dem Lysat transfizierter Zellen isoliert werden kann. Um dies zu erreichen, wird die enzymatische Aktivität mit chemilumineszenten Substraten, welche auf Dioxetanes basieren, gemessen. Dadurch kann die Sensitivität der enzymatischen Reaktion um ein vielfaches gesteigert werden im Vergleich zu herkömmlichen kolorimetrischen Substraten, was auch die Untersuchung schwacher Promotoren ohne Radioaktivität ermöglicht. Das Testprinzip beruht auf zwei Schritten: Im ersten Schritt wird das Substrat Galacton Plus zugegeben und durch die Enzymaktivität der in der Probe enthalten β-Galaktosidase deglycosyliert. Diese Reaktion erfolgt bei einem pH von 7,8; bei dem die bakterielle Betagalaktosidase sehr aktiv ist. Bei diesem pH-Wert liegt das gespaltene Dioxetan protoniert vor und produziert noch kein Lichtsignal. Die stabilen Zwischenprodukte akkumulieren während der Reaktion und erzeugen Licht, sobald der pH-Wert durch Zugabe des Initiationsreagenz auf einen Wert über 12 erhöht wird. Dadurch werden die aktivierten Zwischenprodukte deprotoniert und zerfallen mit einer Lichtemmision bei 475 nm. Hierfür wurde das Zelllysat des Luciferaseassay verwendet, da sowohl der Luciferaseassay als auch der Betagalactosidaseassay den selben Lysepuffer benötigen. Es wurde jeweils die Hälfte der im Hersteller Protokoll angegebenen Mengen eingesetzt. Nach der oben beschriebenen Zentrifugation wurden je 25 µl Lysat pro „well" in eine Mikrotiterplatte (weiß) pipettiertetiert und anschließend mit je 50 ml Substrat Reagenz pro „well" überschichtet. Die Platte wurde lichtgeschützt für 15-60 Minuten bei Raumtemperatur inkubiert. Die Inkubation wurde durch Zugabe von 25 µl Initiationsreagenz/„well" beendet und die Proben umgehend im Multifunktionsspektrometer gemessen.

2.7.12 Auswertung

Die Messzeit betrug in der Regel eine Sekunde. Diese wurde jedoch adaptiert, um eine größtmögliche Differenz zwischen den niedrigsten Messwerten und dem Hintergrund zu erzielen (leeres „well" der Platte), ohne dabei mit den höchsten Messwerten den Messbereich des Spektrometers zu überschreiten. Anschließend wurde der Quotient aus Luciferase- und Betagalactosidaseaktivität ermittelt, der in der vorliegenden Arbeit als relative Luciferaseaktivität (Zen et al., 1999) bezeichnet wird. Dadurch werden Abweichungen bei der Zellzahl, sowie bei der Transfektionseffizens ausgeglichen.

Alle Versuchsansätze wurden jeweils dreifach ausgeführt und daraus Mittelwert und Standardabweichung errechnet. Die Experimente wurden mit den Zelinien HepG2 sowie HuH-7 durchgeführt und mehrfach wiederholt.

2.8 Statistische Verfahren

Zur Präsentation der Daten wurden Mittelwerte und Standartabweichung verwendet. Zur Korrelationsprüfung der einzelnen Gruppen wurde der Korrelationstest nach Kendall gewählt. Als Nullhypothese H_0 wurde gewählt: Es besteht kein Zusammenhang (genauer: kein monotoner Zusammenhang) zwischen Methylxanthinapplikation und Proteinkonzentration. Die Alternativhypothese H_1 ist: Es besteht ein monotoner negativer Zusammenhang zwischen der Konzentration der Methylxanthine bzw. cAMP und der LBP Expression. Aufgrund der kleinen Stichprobenanzahl können die Voraussetzung für parametrische Tests (bivariate Normalverteilung) nicht zuverlässig getestet werden. Da diese Voraussetzungen auch nicht a priori sicher gegeben sind, wird eine verteilungsfreie Rangkorrelation vorgenommen (Bortz, 2003). Da die aufeinanderfolgenden Rangplätze keine äquidistanten Merkmalsabstände abbilden, wird das Verfahren nach Kendall gegenüber dem von Spearman bevorzugt. Damit wird auch kein spezieller Zusammenhang zwischen X und Y gefordert (z.B. lineare Anhängigkeit), sondern verteilungsfrei ein monotoner Zusammenhang getestet.

Als Signifikanzniveau wurde $\alpha = 0{,}05$ festgelegt. In den Graphiken wird jeweils der Kendalls τ Korrelationskoeffizient angegeben (-1 bis 1 ein Maß für die Richtung und Enge des Zusammenhangs, ähnlich dem bekannten Pearson-Korrelationskoeffizienten, 0 entspricht keinem Zusammenhang) sowie die ermittelte Überschreitungswahrscheinlichkeit P (ist P < α wird die Nullhypothese H_0 verworfen und zugunsten von H_1 entschieden).

3 Ergebnisse

Die vorliegende Arbeit beschäftigt sich mit dem Einfluss von Xanthinen auf HepG2 und HuH-7 Zellen, beides humane Leberzelllinien, sowie A-549, eine humane Lungenepithelzelllinie. Hierbei wurden vor allem die Wirkung von Pentoxifyllin und sein Einfluss auf die LBP Ausschüttung dieser Zellen untersucht. Um unter experimentellen Bedingungen den Einfluss von Pentoxifyllin auf die Akutphasereaktion zu untersuchen, wobei hier das von den Hepatomzellen exprimierte LBP im Vordergrund stand, wurden die Zellen mit verschiedenen Zytokinen sowie Glukokortikoiden stimuliert und anschließend mit Pentoxifyllin inkubiert.

3.1 Ausschluss toxischer Effekte von Pentoxifyllin auf HepG2 Zellen

Da im Folgenden inhibitorische Effekte von Pentoxifyllin (PTX) an HepG2 sowie HuH-7 und A-549 untersucht wurden, musste zunächst geklärt werden, ob diese Substanz toxisch auf die Zelllinien wirkt und somit zu einer verminderten Syntheseleistung führen würde, oder ob ein spezifischer Effekt besteht. Hierfür wurden verschiedene Zytotoxizitätstests durchgeführt. Die Zellen wurden, wie vom Hersteller empfohlen, in Medium mit 10% fetalem Kälberserum kultiviert, und mit Pentoxifyllin in ansteigender Dosierung für 8, 24 und 48 Stunden inkubiert. Anschließend wurden die folgenden Parameter bestimmt.

3.1.1 Zählung der Trypanblau-positiven Zellen pro mm^2

Die Zellen wurden, wie oben beschrieben, mit Pentoxifyllin in den Konzentrationen von 0,1 bis 10 mM inkubiert. Anschließend wurden die Überstände abgenommen, die Zellen mit PBS gewaschen und mit Trypanblau angefärbt. Beim Auszählen zeigte sich, dass bei Pentoxifyllinkonzentrationen zwischen 0,1 und 5 mM und einer Inkubationszeit von 48 Stunden oder kürzer, kein signifikanter Unterschied zwischen den mit Pentoxifyllin inkubierten und der nur im Medium kulivierten Kontrollgruppe bestand. Es kann also davon ausgegangen werden, dass PTX in diesen Konzentrationen nicht toxisch auf die humanen Hepatomzellen wirkt. Bei höheren Konzentrationen oder längeren Inkubationszeiten war eine dosisabhänge Wachstumshemmung bzw. Stagnation der Zellzahl zu erkennen.

3.1.2 Messung der Laktatdehydrogenase im Überstand

Die Laktatdehydrogenase (LDH) ist ein intrazelluläres Enzym, das bei Schädigung der Zellen extrazellulär freigesetzt wird und deshalb im Überstand bestimmt werden kann. Hierfür wurden die Zellen wieder, wie oben beschrieben, mit Pentoxifyllin inkubiert und der LDH-Gehalt im Überstand gemessen. Als Kontrolle wurde LDH im Überstand unbehandelter HepG2 Zellen sowie deren Konzentration in 10% FKS-haltigem Medium mit und ohne Pentoxifyllin bestimmt, um Interaktionen zwischen Pentoxifyllin und FKS haltigem Kulturmedium auszuschließen. Des Weiteren wurden Zellen mit IL-1 (50 U/ml), IL-6 (500 U/ml) und Dexamethason (1 µM) stimuliert und mit PTX inkubiert.

Die Zugabe von Pentoxifyllin führte beim acht Stunden Wert, im Vergleich zu unbehandeltern Zellen, dosisabhängig zu einer Abnahme der LDH Konzentration, erreichte jedoch bei den anderen Zeitwerten ein Plateau und unterschied sich nicht signifikant von der Kontrollgruppe. Auch der Vergleich von FKS-haltigem Medium mit demjenigen mit PTX Zusatz ergab keinen signifikanten Unterschied.

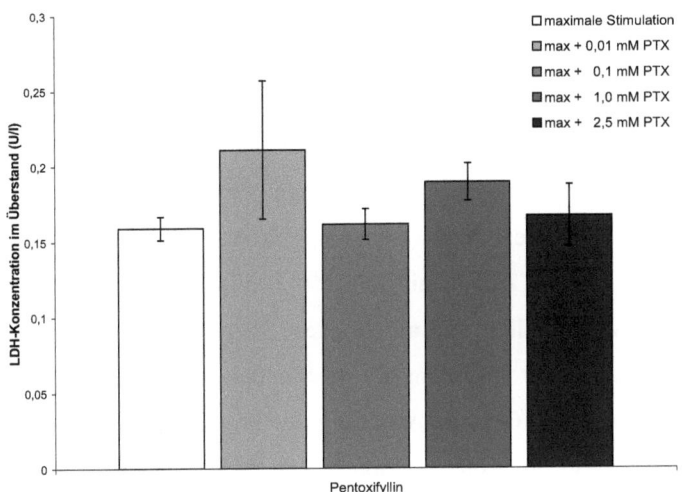

Abbildung 4: LDH-Bestimmung im Überstand als Toxizitätstest

Bestimmung von LDH im Überstand zur Ermittlung der Toxizität des Pentoxifyllins nach Stimulation der HepG2 mit IL-1 (50 U/ml), IL-6 (500 U/ml) und Dexamethason (1 µM) und Inkubation mit Pentoxifyllin in den Konzentrationen 0,01; 0,1; 1,0; 2,5 mM für 24 Stunden.

Korrelationsanalyse: $\tau = 0,021$; $P = 0,457$

3.1.3 Ermittlung der Anzahl adhärenter Zellen nach Inkubation mit Pentoxifyllin

Für diesen Versuch wurden die Zellen für 8; 24 und 48 Stunden mit ansteigenden PTX Konzentrationen bis 5 mM inkubiert. Anschließend wurden die Überstände abgenommen, die Zellen gewaschen und lysiert. Das Lysat wurde abgenommen, zentrifugiert und der Proteingehalt des Überstandes bestimmt. Dieser korreliert mit der Anzahl adhärenter Zellen. Da letal geschädigte Zellen nicht mehr adärent sind, ist dies auch ein Indikator für die Anzahl vitaler Zellen. Es zeigte sich, dass in dem bereits oben beschriebenen Intervall von 0,1 bis 5 mM Pentoxifyllin und Inkubationszeiten bis zu 48 Stunden, keine signifikanten Unterschiede in der Proteinkonzentration zu ermitteln waren. Außerhalb dieses Intervalls kam es zu einer zeit- und dosisabhängigen Abnahme der Proteinkonzentration, was die bereits oben erwähnte Hypothese der Wachstumshemmung unterstreicht. Um eine Interaktion der Zytokine bzw. Glukokortikoide mit Pentoxifyllin auszuschließen, wurden die Zellen mit IL-1 (50 U/ml), IL-6 (500 U/ml) und Dexamethason (1µM) stimuliert und anschließend, wie oben beschrieben, mit Pentoxifyllin in ansteigender Dosierung für 48 Stunden inkubiert. Dabei zeigte sich, dass es zu keiner signifikanten Änderung der Protein-konzentration kam. Pentoxifyllin wirkt also in Konzentrationen bis 5 mM nicht toxisch auf stimulierte Hepatomzellen. Es bestand kein Unterschied der Proteinkonzentration im Vergleich zu unstimulierten Zellen.

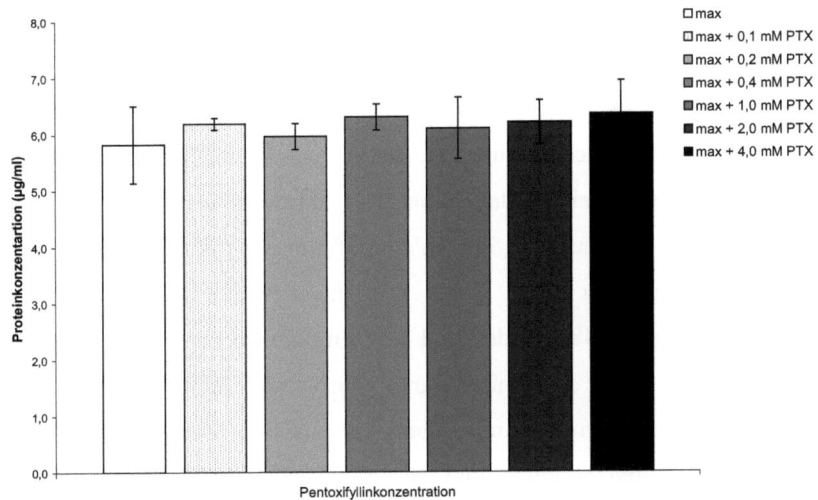

Abbildung 5: Proteinbestimmung als Toxizitätstest

Bestimmung der Proteinkonzentration nach 24 Stunden Stimulation der HepG2 mit IL-1 (50 U/ml), IL-6 (500 U/ml) und Dexamethason (1 µM) und Inkubation mit Pentoxifyllin in den Konzentrationen 0,1; 0,2; 0,4; 0,8; 1,0; 2,0; 4,0 mM für 24 Stunden.

Korrelationsanalyse: $\tau = 0{,}153$; $P = 0{,}148$

3.1.4 Bestimmung der Gesamt-LDH

LDH liegt in Zellen intrazellulär vor und wird erst bei Schädigung freigesetzt. Daher lässt sich aus dem LDH-Gehalt des kompletten Ansatzes ein Hinweis auf die Zellzahl ermitteln, da sowohl die adhärenten vitalen Zellen als auch die geschädigten mitberücksichtigt werden. Hierfür wurden die Zellen, wie oben beschrieben, inkubiert und anschließend lysiert, ohne vorher die Überstände abzunehmen. Dadurch gelangt die gesamte LDH in den Überstand und kann, wie oben beschrieben, gemessen werden. Hierbei wurde eine zeit- und dosisabhängige Konzentrationsabnahme bei Pentoxifyllin- konzentrationen größer als 5 mM und Inkubationszeiten länger als 48 Stunden ermittelt. Dies spricht für eine Stagnation des Zellwachstums nach Inkubation mit Pentoxifyllin in Konzentrationen ab 5 mM.

Abschließend kann festgehalten werden, dass Pentoxifyllin keine toxischen Effekte auf die untersuchten humanen Zelllinien zeigte, es aber konzentrations- und zeitabhängig zu einer Stagnation des Zellwachstums kam. Da dies ab Konzentrationen von mehr als 5 mM Pentoxifyllin und Inkubationszeiten länger als 48 Stunden der Fall war, wurden für die weiteren Versuche Inkubationszeiten bis 48 Stunden und Konzentrationen bis 5 mM gewählt, um eine Beeinflussung der Ergebnisse durch Wachstumsinhibition auszuschließen. Die Toxizitätstests wurden mit allen verwendeten Zelllinien, sowie den verwendeten Methylxanthinen und Bt_2cAMP wiederholt. Da es hierbei zu keinen signifikanten Abweichungen von den beschriebenen Ergebnissen kam, sind die Ergebnisse hier nicht dargestellt.

3.2 Wirkung von Pentoxifyllin auf stimulierte HepG2 Zellen

Es ist bekannt dass HepG2-Zellen, wenn sie mit IL-6 stimuliert werden, LBP ausschütten. Dieser Effekt ist konzentrations- und zeitabhängig und kann durch Costimulation mit IL-1 und dem synthetischen Glukokortikoid Dexamethason noch gesteigert werden. Durch Stimulation von Hepatomzellen mit IL-6 kann die LBP Konzentration in Kulturüberständen von einem nicht detektierbaren Niveau auf etwa 20 ng/ml gesteigert werden. Durch zusätzliche Inkubation mit IL-1 und Dexamethason als Cofaktoren erhöht sich die gemessene Konzentration im Kulturüberstand auf bis zu 50 ng/ml. Da der Effekt von Pentoxifyllin auf die LBP Expression untersucht werden sollte, wurden diese zunächst mit IL-1, IL-6 und Dexamethason in verschiedenen Konzentrationen stimuliert und PTX in ansteigender Dosierung dazu gegeben. Die Zellen wurden 24 Stunden inkubiert und der LBP Gehalt mittels ELISA detektiert. Die LBP Expression war in den Zellen, die mit IL-1, IL-6 und Dexamethason gemeinsam stimuliert wurden, am stärksten. Wie erwartet, war bei der alleinigen Stimulation mit IL-1 oder Dexamethason keine LBP Expression nachweisbar. Es zeigte sich, dass die LBP Expression durch Pentoxifyllin dosisabhängig inhibiert werden konnte, wobei bei der höchsten gewählten PTX Konzentration auch die stärkste Hemmung zu verzeichnen war.

Untersuchungen aus unserer Arbeitsgruppe hatten gezeigt, dass eine maximale LBP Konzentration im Kulturmedium erzielt werden konnte, wenn diese mit 500 U/ml IL-6, 50 U/ml IL-1 und 1µM Dexamethason stimuliert wurden. Wird im Folgenden von einer maximalen Stimulation gesprochen, so wurden diese Konzentrationen eingesetzt.

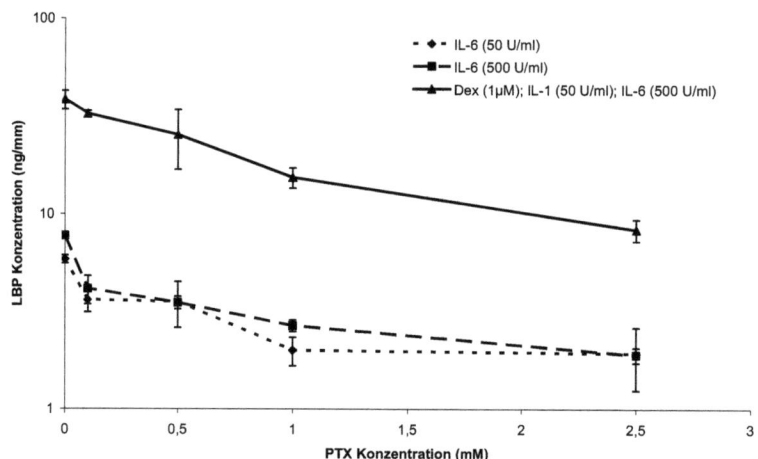

Abbildung 6: Hemmeffekte des Pentoxifyllin im h-LBP ELISA

Humanes (h)-LBP ELISA nach Stimulation von HepG2 mit unterschiedlichen Konzentrationen IL-6, sowie maximaler Stimulation mit IL-1, IL-6 und Dexamethason und Inkubation mit Pentoxifyllin in ansteigender Dosierung für 24 Stunden. Es zeigt sich, dass die LBP Expression bei Zellstimmulation mit IL-1, IL-6 und Dexamethason am höchsten ist, IL-6 alleine zeigt einen geringeren, dosisabhängigen Effekt, jedoch ist auch hier eine Inhibition durch Pentoxifyllin zu sehen.

Korrelationsanalyse: IL6-50: $\tau = -0.806$, $P < 0,001$; IL6-500: $\tau = -0,864$; $P < 0,001$; Max: $\tau = -0,741$; $P < 0.001$

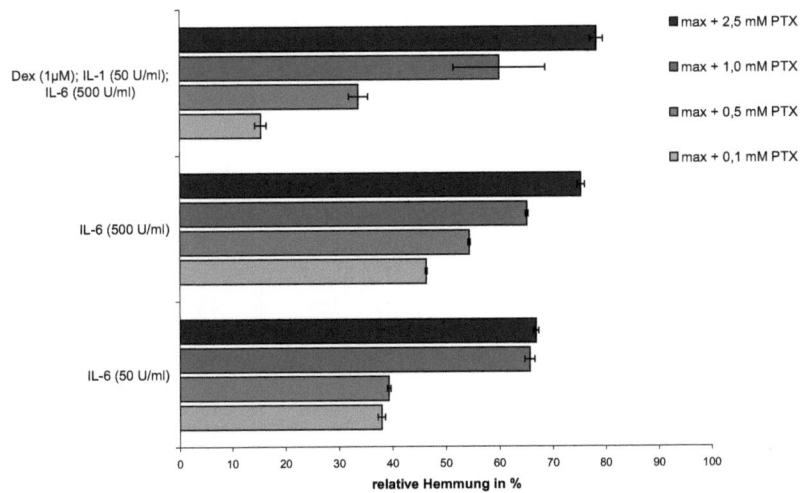

Abbildung 7: Relative Hemmung der LBP Expression im h-LBP ELISA

h-LBP ELISA nach Stimulation von HepG2 mit unterschiedlichen Konzentrationen IL-6, sowie maximaler Stimulation mit IL-1, IL-6 und Dexamethason und Inkubation mit Pentoxifyllin in ansteigender Dosierung. Zur graphischen Darstellung wurden die, nach Stimulation ohne Pentoxifyllin Zugabe erreichten Werte mit 100 gleichgesetzt, und so die relative Hemmung ermittelt, um vergleichbare Daten zu erzielen.

Die Abbildungen zeigen, dass die LBP Expression in Hepatomzellen durch Pentoxifyllin dosisabhängig inhibiert werden kann. Je stärker die Zellen stimuliert worden waren, umso größer ist der erzielte inhibitorische Effekt des Pentoxifyllins. Da es sich hierbei, wie in den Toxizitätstests ermittelt, nicht um eine toxische Wirkung handelt, kann von einem inhibitorischen Einfluss des Pentoxifyllins auf die Expression des Akutphaseproteins LBP ausgegangen werden. In weiteren Experimenten konnte gezeigt werden, dass sowohl die LBP Expression als auch deren Hemmung einer Kinetik unterliegen. Hierfür wurden die Zellen zum einen ausschließlich mit IL-6 stimuliert und im Vergleich dazu der Effekt des Pentoxifyllins auf maximal stimulierte Hepatomzellen untersucht.

Diese Zellen wurden mit IL-1, IL-6 und Dexamethason stimuliert, und die LBP Konzentrationen im Überstand nach 8, 24 und 48 Stunden untersucht.

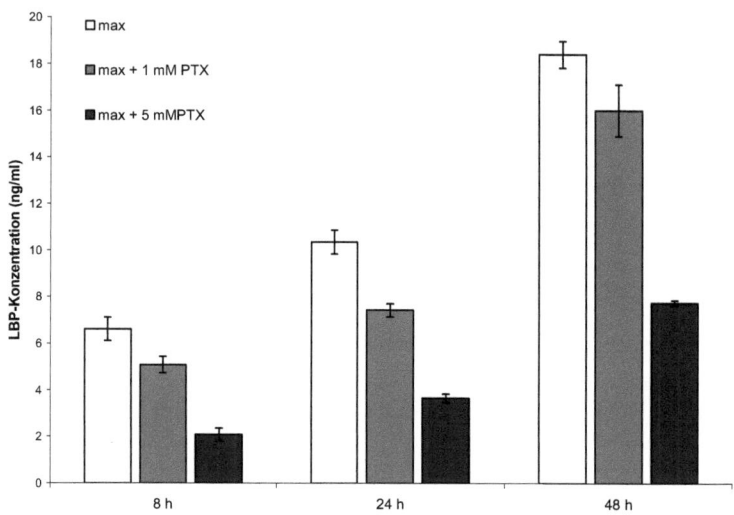

Abbildung 8: Kinetik im h-LBP ELISA (I)

Kinetik der LBP Expression nach maximaler Stimulation von HepG2 mit IL-1 (50U/ml), IL-6 (500U/ml) und Dexamethason (1µM) und Inkubation mit Pentoxifyllin in den Konzentrationen 1 und 5 mM. Die Messung erfolgte nach 8, 24 und 48 Stunden.

Korrelationsanalyse: 8h: τ = -0,674; P = 0,006; 24h: τ =-0,866; P= 0,001; 48h: τ =-0,866; P= 0,001

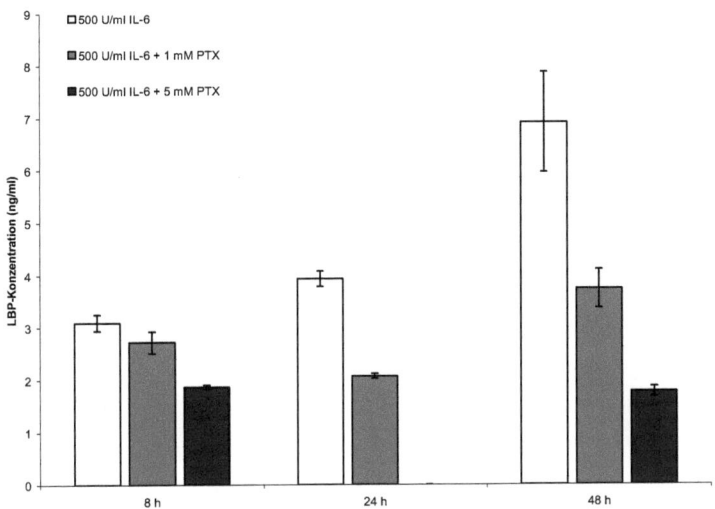

Abbildung 9: Kinetik im h-LBP ELISA (II)

Kinetik der LBP Expression nach Stimulation von HepG2 mit IL-6 (500 U/ml) und Inkubation mit Pentoxifyllin in den Konzentrationen 1 und 5 mM. Die Messung erfolgte nach 8, 24 und 48 Stunden. Je größer die LBP Expression, umso ausgeprägter war der Hemmeffekt nachzuweisen. Korrelationsanalyse: 8h: $\tau = -0{,}784$; $P = 0{,}003$; 24h: $\tau = -0{,}905$; $P < 0{,}001$; 48h: $\tau = -0{,}866$; $P = 0{,}001$

Die Abbildungen zeigen, dass der Hemmeffekt des Pentoxifyllin einer Konzentrations- sowie Zeitabhängigkeit unterliegt.

3.3 Einfluss von Phosphodiesteraseinhibitoren auf die LBP Expression

Bei Pentoxifyllin handelt es sich um einen Phosphodiesteraseinhibitor der Gruppe der Methylxanthine. Diese führen durch eine Hemmung der Phosphodiesterase, welche für die enzymatische Spaltung des cAMPs zuständig ist, zu einer Akkumulation der intrazellulären Konzentration des „second messengers". Um die Frage zu klären, ob die beobachtete inhibitorische

Wirkung des Pentoxifyllins auf die LBP Konzentration auf dessen Eigenschaft als Phosphodiesteraseinhibitor zurückzuführen ist, wurden weitere Substanzen dieser Gruppe untersucht. Hierzu zählen beispielsweise Koffein und das vor allem in der Therapie des Asthma bronchiale eingesetzte Theophyllin. Wie oben beschrieben, wurden die Hepatomzellen mit IL-1, IL-6 und Dexamethason in maximaler Konzentration stimuliert, und anschließend in steigender Konzentration bis 5 mM Theophyllin, Koffein bzw. Pentoxifyllin für 24 Stunden inkubiert. Die LBP Konzentration ist in ng/ml dargestellt.

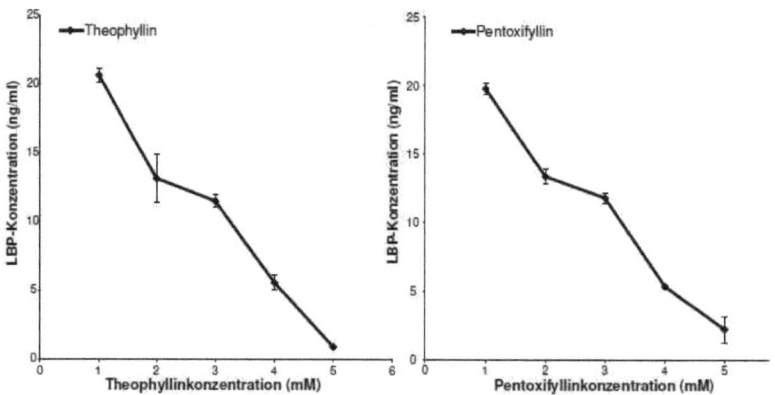

Abbildung 10: Einfluss der Phosphodiesteraseinhibitoren Pentoxifyllin und Theophyllin auf die LBP Synthese von Hepatomzellen

HepG2 wurden mit IL-1, IL-6 und Dexamethason in maximaler Dosierung stimuliert und anschließend für 24 Stunden mit der jeweiligen Substanz in steigender Konzentration inkubiert. Es zeigt sich ein dosisabhängiger Hemmeffekt sowohl bei Pentoxifyllin als auch bei Theophyllin. Korrelationsanalyse: PTX: $\tau =-0{,}926$; $P<0{,}001$; THPH: $\tau =-0{,}864$; $P<0{,}001$

Die Abbildung zeigt, dass Theophyllin einen ähnlichen Wirkungsverlauf aufweist wie Pentoxifyllin. Dies untermauert die These, dass es sich nicht um einen spezifischen Effekt des Pentoxifyllins handelt, sondern um seine Eigenschaft als Phosphodiesteraseinhibitor der in die Signaltransduktion der Hepatomzellen eingreift. Die Inkubation mit Koffein zeigte einen äquivalenten Verlauf und wurde hier nicht abgebildet.

3.4 Einfluss des cAMP auf die LBP Expression

Bei den oben genannten Substanzen handelt es sich um Phosphodiesteraseinhibitoren, die zu einer intrazellulären Erhöhung des Botenstoffes cAMP führen. Um zu untersuchen ob der beobachtete Hemmeffekt auf die LBP Expression von der intrazellulären cAMP Konzentration abhängig ist, oder es sich um einen anderen Weg der Signaltransduktion handelt, wurde cAMP direkt ins Kulturmedium gegeben. Wie in der Literatur beschrieben, sind Zellen in der Lage, diesen extrazellulären Botenstoff in die Zelle zu integrieren. Für die Experimente wurde dibuturyl cAMP (Bt_2cAMP) verwendet, ein zellpermeables, nicht hydrolysierbares, cyclisches Nukleotid-Analogon. Die Zellen wurden, wie beschrieben, mit IL-1, IL-6 und Dexamethason stimuliert und mit Bt_2cAMP in den Konzentrationen 0,01; 1,0 und 2,5 mM für 24 Stunden inkubiert.

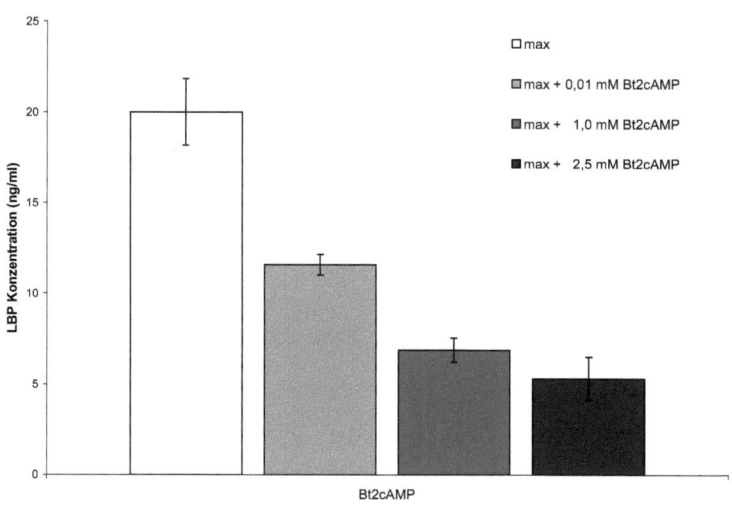

Abbildung 11: Einfluss von Bt$_2$cAMP auf die LBP Expression im h-LBP ELISA

Die Abbildung zeigt den Hemmeffekt von BT$_2$cAMP auf die LBP Synthese von humanen Hepatomzellen. Hierfür wurden HUH-7 mit IL-1 (50 U/ml), IL-6 (500 U/ml) und Dexamethason (1µM) stimuliert und mit Bt$_2$cAMP für 24 Stunden inkubiert. Die Abbildung zeigt einen dosisabhängigen Hemmeffekt auf die LBP Expression. Die LBP Konzentrationen sind in ng/ml dargestellt. Korrelation: $\tau = -0{,}804$; $P<0{,}001$

Die Abbildung zeigt, dass auch Bt$_2$cAMP einen dem Pentoxifyllin analogen inhibitorischen Effekt zeigt. Dies lässt die Schlussfolgerung zu, dass eine Erhöhung des cAMP- Spiegels für die Hemmung der LBP Expression verantwortlich ist, es stellt sich jedoch die Frage, ob eine Erhöhung des „second messengers" cAMP zu einer verminderten Syntheseleistung der Zellen führt, oder ob cAMP seine Wirkung direkt am Promoter entfaltet.

3.5 Einfluss von cAMP auf A-549 Zellen

Wie Dentener et al. beschrieben, ist die LBP Expression in Lungenepithelien ebenfalls durch IL-1, IL-6 und Dexamethason stimulierbar, wobei hier vor allem dem Dexamethason eine besondere Rolle zukommt (Dentener et al., 2000). In dieser Arbeit soll untersucht werden, ob sich auch der Hemmeffekt auf die LBP Expression ähnlich verhält wie bei den humanen Leberzellen. Hierfür wurden A-549 Zellen verwendet und mit IL-1, IL-6 und Dexamethason stimuliert sowie mit Pentoxifyllin, Theophyllin oder Bt_2cAMP in unterschiedlichen Dosierungen inkubiert. Wie bei den humanen Hepatomzelllinien zeigte sich auch hier eine dosisabhängige Inhibition der LBP Expression.

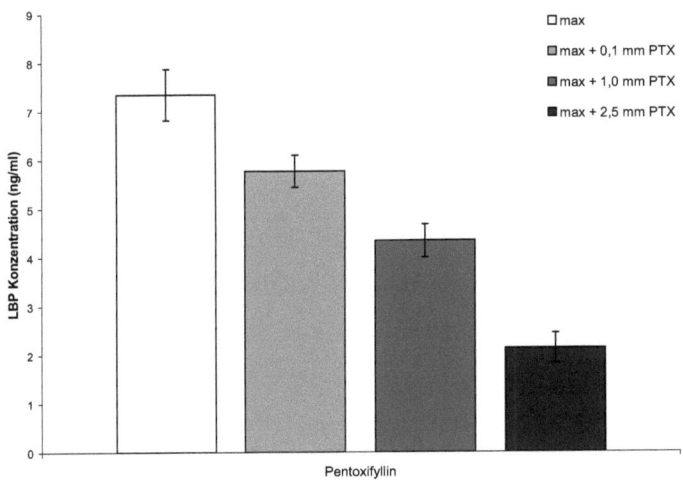

Abbildung 12: Einfluss von Pentoxifyllin auf stimulierte A549 im h-LBP ELISA

Bestimmung der LBP Konzentration im Überstand nach 24 Stunden Stimulation von A549 mit IL-1 (50 U/ml), IL-6 (500 U/ml) und Dexamethason (1 µM) und Inkubation mit Pentoxifyllin in den Konzentrationen 0,1; 1,0 und 2,5 mM. Korrelation: $\tau = -0,804$; $P<0,001$

Die Abbildung zeigt den Effekt des Pentoxifyllins auf Lungenepithelzellen. Wie auch bei den Hepatomzellen kommt es zu einer Inhibition der LBP Expression. Dies zeigt, dass es sich nicht um einen zellspezifischen Effekt handelt, sondern spricht für einen Einfluss auf die LBP Transkription.

3.6 Messung der Transkriptionsaktivität des LBP Promoters

Um den Einfluß von Pentoxifyllin auf die transkriptionelle Aktivität des LBP Promoters zu untersuchen, wurde ein LBP Luciferasekonstrukt in die Hepatomzellen transfiziert. Der Vektor besteht hierbei aus einem Luciferase-Reportergen, vor das der LBP Promoter kloniert wurde. Hierfür wurden entweder der vollständige, 1768 Basepaare lange 5′-Bereich vor dem Transkriptionsstart des LBP Gens verwendet, oder die jeweiligen Trunkationen.

Die Zellen wurden für 24 Stunden mit dem Transfektionskonstrukt überschichtet und danach für weitere 24 Stunden stimuliert und mit den zu untersuchenden Substanzen inkubiert. Abschließend wurde die Luciferaseaktivität gemessen, die proportional der LBP Promoteraktivität ist. Aus dem gleichen Ansatz wurde die Betagaloctosidaseaktivität als Maß für die Transkriptionseffizienz bestimmt. Diese wurde mit den Luciferasewerten verrechnet, um mit der relativen Luciveraseaktivität (Zen et al., 1999) vergleichbare Werte auch bei unterschiedlichem Zellwachstum in den einzelnen „wells" zu erzielen. Diese betagalactosidase normalisierten Werte wurden graphisch dargestellt.

Hier zeigte sich, dass durch die Inkubation mit Pentoxifyllin die transkriptionelle Aktivität des Promoters dosisabhängig gehemmt wird.

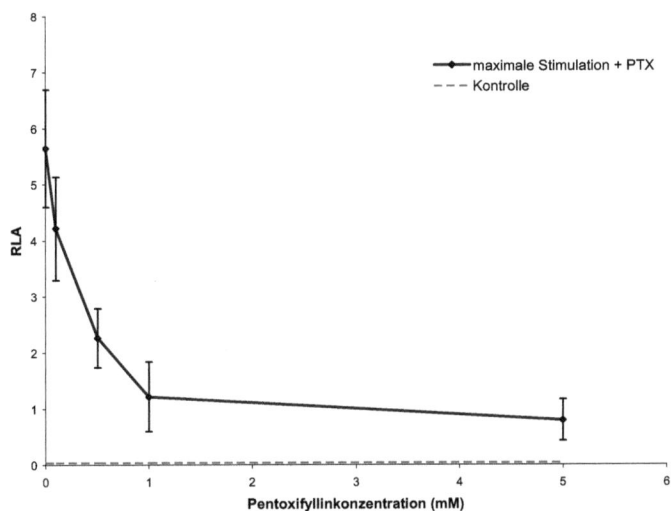

Abbildung 13: Quotient Luci–Betagal nach Inkubation stimulierter Zellen mit Pentoxifyllin

HepG2-Zellen wurden mit dem LBP Promoter Pro11 und RSV-betagal transfiziert, für 24 Stunden mit IL-1 (50 U/ml), IL-6 (500 U/ml) und Dexamethason (1 µM) stimuliert und mit Pentoxifyllin in den angegeben Konzentrationen inkubiert, um den Hemmeffekt auf den LBP Promoter zu untersuchen. Graphisch dargestellt sind die betagalactosidase normalisierten Luciferasewerte (Zen et al., 1999). Korrelation: $\tau = -0{,}617$; $P<0{,}001$

Wie bereits bei den ELISA-Experimenten beschrieben, wurde bei der Untersuchung der Promoteraktivität der Einfluss weiterer Phosphodiesteraseinhibitoren ermittelt. Wie oben erwähnt, handelt es sich bei der durch Pentoxifyllin induzierten Hemmung der Promoteraktivität nicht um einen spezifischen Effekt des PTX, sondern vielmehr um die Folge der durch Methylxanthine verursachten intrazellulären Akkumulation des cAMP. Diese These wird dadurch untermauert, dass auch direkt zum Kulturmedium gegebenes cAMP (Bt_2cAMP) den gleichen Hemmeffekt zeigt. Die folgenden Abbildungen stellen jeweils die relative Luciveraseaktivität als Korrelat für die

Aktivität des LBP Promoters dar. Hierfür wurden die Zellen wieder maximal stimuliert und mit den Methylxanthinen Pentoxifyllin, Theophyllin, Koffein sowie Bt_2cAMP in den Konzentrationen 0,01 bis 2,0 mM, für 24 Stunden inkubiert. Es zeigte sich, dass für die Substanzen Theophyllin und Koffein höhere Konzentrationen (bis 10 mM) gewählt werden mussten, um einen dem PTX oder cAMP vergleichbaren Hemmeffekt zu erzielen. Dies ist in diesem Versuchsansatz jedoch zulässig, da ein möglicher Einfluss auf das Zellwachstum durch Verrechnung der Ergebnisse mit der Betagalactosidaseaktivität äquilibriert wird. Der erste Wert in den Abbildungen entspricht der Promoteraktivität unstimulierter Zellen, der nachfolgende gibt die Aktivität des Promoters bei maximaler Stimulation wieder.

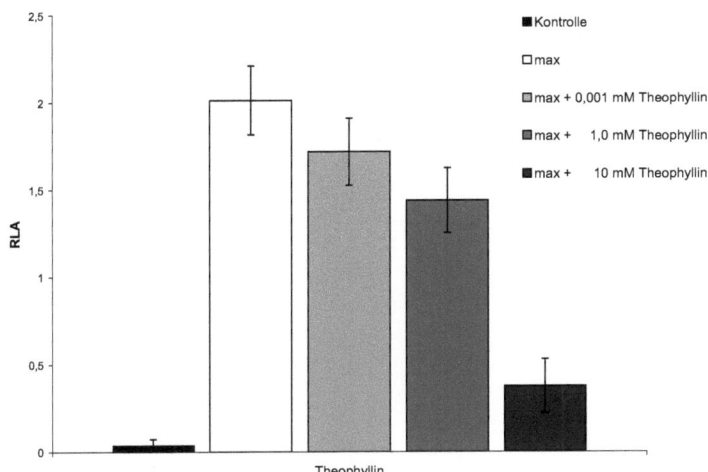

Abbildung 14: Hemmeffekt von Theophyllin auf den LBP Promoter nach Inkubation mit Theophyllin

Dargestellt ist der Hemmeffekt von Theophyllin auf den LBP Promoter. Hierfür wurden HepG2-Zellen mit dem LBP Promoter Pro11 und RSV-betagal transfiziert, und für 24 Stunden mit IL-1 (50 U/ml), IL-6 (500 U/ml) und Dexamethason (1 µM) stimuliert, sowie mit Theophyllin in den angegeben Konzentrationen inkubiert. Graphisch Dargestellt sind die betagal normalisierten Luciferasewerte (Zen et al., 1999). Korrelation: $\tau = -0{,}804$; $P<0{,}001$

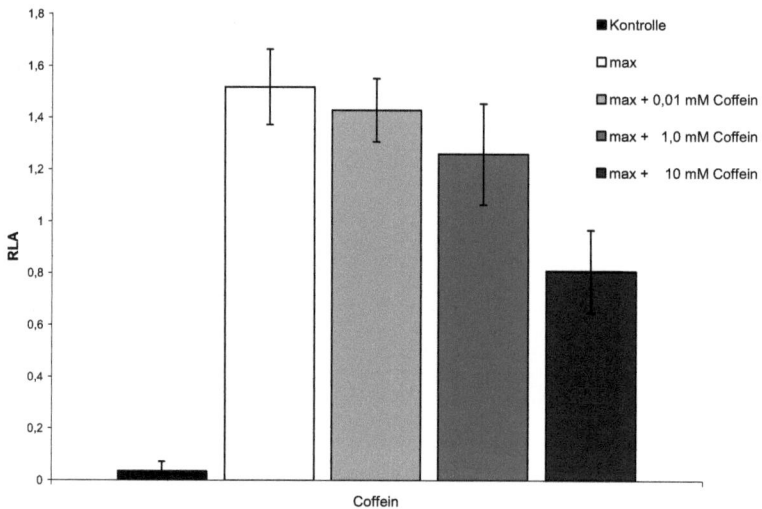

Abbildung 15: Hemmeffekt auf den LBP Promoter nach Inkubation mit Koffein

Dargestellt ist der Hemmeffekt von Koffein auf den LBP Promoter. Hierfür wurden HepG2 Zellen mit dem LBP Promoter Pro11 und RSV-betagal transfiziert, und für 24 Stunden mit IL-1 (50 U/ml), IL-6 (500 U/ml) und Dexamethason (1 µM) stimuliert sowie mit Koffein in den angegeben Konzentrationen inkubiert. Graphisch dargestellt sind die betagal normalisierten Luciferasewerte (Zen et al., 1999). Korrelation: τ =-0,469; P=0,017

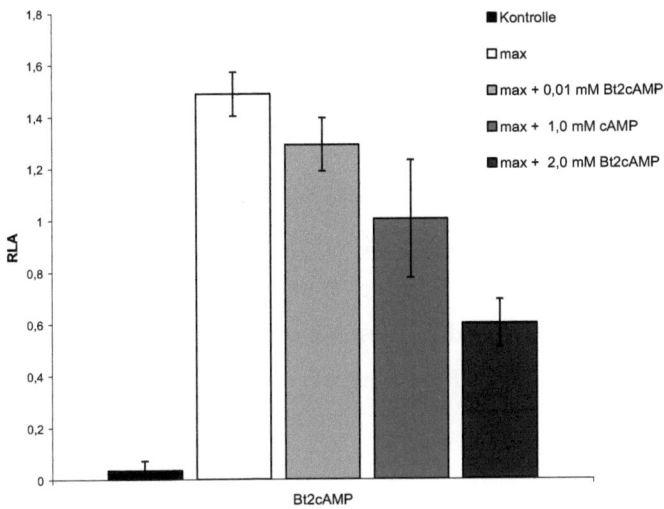

Abbildung 16: Hemmeffekt auf den LBP Promoter nach Inkubation mit Bt$_2$cAMP

Dargestellt ist der Hemmeffekt von Bt$_2$cAMP auf den LBP Promoter. Hierfür wurden HepG2-Zellen mit dem LBP Promoter Pro11 und RSV-betagal transfiziert und für 24 Stunden mit IL-1 (50 U/ml), IL-6 (500 U/ml) und Dexamethason (1 µM) stimuliert und mit Bt$_2$cAMP in den angegeben Konzentrationen inkubiert. Graphisch dargestellt sind die betagal normalisierten Luciferasewerte (Zen et al., 1999). Korrelation: $\tau = -0{,}804$; $P<0{,}001$

Die Abbildungen zeigen, dass es durch eine Erhöhung des cAMP- Spiegels zu einer Beeinflussung der Transkriptionsaktivität des LBP Promoters im Sinne einer Inhibition kommt. Dies bedeutet, dass eine Interaktion mit dem LBP Promoter stattfindet. Um die Frage zu klären, ob es sich hierbei um eine unspezifische Hemmung der Transkriptions-aktivität durch cAMP handelt, oder ob cAMP direkt an einer Bindungsstelle des Promoters wirkt, wurden verschieden Trunkationen untersucht.

3.6.1 Trunkationen des LBP Promoters

Um den Promoterbereich zu lokalisieren, in welchem der hemmende LBP Effekt der Phosphodiesteraseinhibitoren stattfindet, wurden zunächst Trunkationen des Promoters untersucht (s. Abb. 19). Dabei zeigte sich, dass sich bis zu einer Trunkation bei 570 Basenpaaren (Pro7) ein Hemmeffekt nachweisen lies, dagegen war bei 463 Basenpaaren (Pro 6) dieser Effekt nicht mehr zu erzielen. Dies bedeutet, dass es sich bei der Wirkung der Methylxanthine nicht um eine unspezifische Hemmung der Transkriptionsaktivität handelt, sondern in einem bestimmten Bereich des Promoters eine Interaktion mit dem cAMP stattfinden muss.

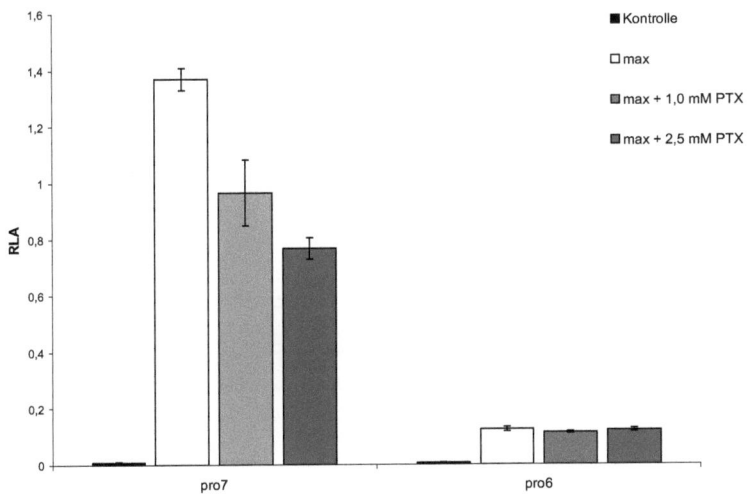

Abbildung 17: Quotient Luci-Betagal, Trunkationen pro 6 und pro 7

HepG2 mit verschiedenen Trunkationen des LBP Promoters, Pro 7 und Pro 6. Stimulation für 24 Stunden mit IL-1 (50 U/ml), IL-6 (500 U/ml) und Dexamethason (1 µM) und Inkubation mit Pentoxifyllin in den angegeben Konzentrationen. Es zeigt sich, dass bei Pro 6 kein Hemmeffekt mehr nachweisbar ist. Dargestellt sind die betagal normalisierten Luciferasewerte. Korrelation: Pro 7: $\tau=-0{,}802$; P=0,001; Pro 6: $\tau=-0{,}160$; P=0,274 (P>0,05, folglich ist kein signifikanter Hemmeffekt mehr nachweisbar).

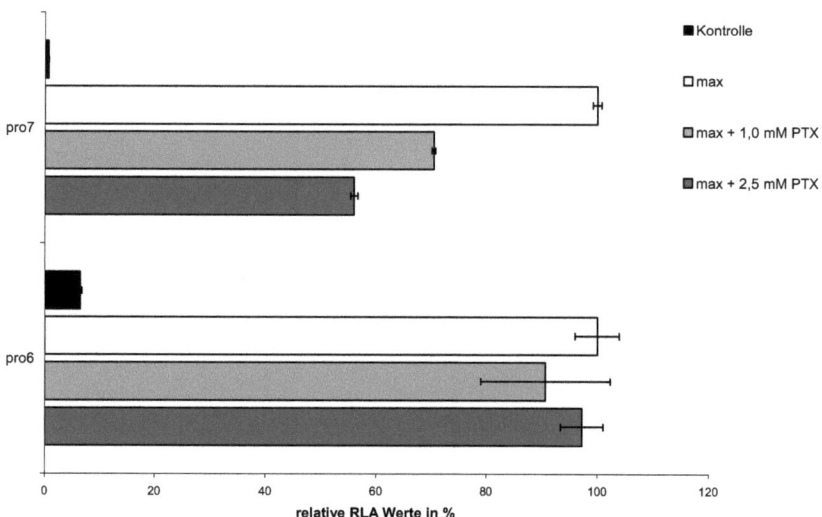

Abbildung 18: Relative Werte der Trunkationen

Transfektion der HepG2 mit verschiedenen Trunkationen des LBP Promoters, Pro 7 und Pro 6. Stimulation für 24 Stunden mit IL-1 (50 U/ml), IL-6 (500 U/ml) und Dexamethason (1 µM) und Inkubation mit Pentoxifyllin in den angegebenen Konzentrationen. Es zeigt sich das bei Pro 6 kein Hemmeffekt mehr nachweisbar ist. Dargestellt sind die betagal normalisierten Luciferase Werte, wobei zum besseren Vergleich die maximale Stimulation mit 100 gleichgesetzt wurde, um so die relative Luciferaseaktivität zu ermitteln. Der abgebildete Hemmeffekt am Pro 6 Promoter bei Inkubation mit 1mM PTX ist statistisch nicht signifikant. P>0,05.

Anhand der relativen Werte kann gezeigt werden, dass bei weniger als 463 Basenpaaren kein hemmender Effekt mehr auf den Promoter zu erzielen ist. Folglich muss die gesuchte Bindestelle in einem Bereich davor lokalisiert sein.

3.6.2 Bindungsstellen und Trunkationen auf dem LBP Promoter

Da die inhibierende Wirkung von Phosphodiesterasinhibitoren in einem begrenzten Abschnitt auf dem Promoter vermittelt wird, der sich vor –463 bp

(Pro6) befindet, wurden mit fein abgestuften Trunkationen des LBP Promoters Transfektionsexperimente durchgeführt. Da sich in dem Bereich zwischen -570 und -463 Basenpaaren mehrere „starke" Bindungs-stellen wie AP-1 Sites, sowie eine NF-kappa B und eine „Growth factor independence-1" (Gfi)- Site befinden, wurden diese zunächst untersucht.

Die folgende Abbildung gibt einen Überblick über die Trunkationen und die Lage der Bindungsstellen:

```
-570 (pro7)                    -544 (Ap1)              -524 (KBwt)
5'-CAGTGGTATCTTGGAGCAGTGATTTACTGGCACACTGAACTCAATTATGTATTT
                  Gfi (-556)
AAGGGCAAGTCCCTGAAATTGAATTCCTGGGTCACAGGGCATGCAACTGTTTAAA-3'-515
(NF-κB)                                           -463 (pro6)
```

- Nf-kappa B: -515bp
- KBwt: -524bp
- Ap1: -544bp
- Gfi-Site:- 556 bp

Abbildung 19: Bindungsstellen und Trunkationen auf dem LBP Promoter

Die Abbildung gibt einen Überblick über die wichtigsten Trunkation im Abschnitt des LBP Promoters zwischen Pro7 und Pro 6.

3.6.3 Mutation der NF-kappa B Site

In der Literatur wird beschrieben, dass cAMP einen inhibitorischen Effekt auf die NF-kappa B Site ausübt, wohingegen TNF-alpha eine Aktivierung derselben zur Folge hat (Illi et al., 2000). Da der LBP Promoter in dem durch Trunkationen ermittelten relevanten Bereich eine NF-kappa B-Site bei -515 Basenpaaren aufweist, lag die Vermutung nahe, dass sich über diese Bindungsstelle die Wirkung der Phosphordiesterasen erklären lässt. Um dies zu ermitteln, wurde die NF-kappa B-Site mutiert, um den durch cAMP vermittelten Effekt zu verhindern. Bei der verwendeten Mutation handelt es sich um einen Deletion bei -515 Basenpaaren, so dass der Promoter statt der Sequenz GGGCAAGTCCct nur G____tt enthielt (GFImut-11) (Sequenz der Bindungsstelle in Großbuchstaben, angrenzender Bereich klein geschrieben). Es zeigte sich in den Transfektionsexperimenten, dass die veränderte Bindungsstelle keine signifikanten Auswirkungen auf den Hemmeffekt der Phosphordiesterasen hat, d.h. der Hemmeffekt blieb erhalten.

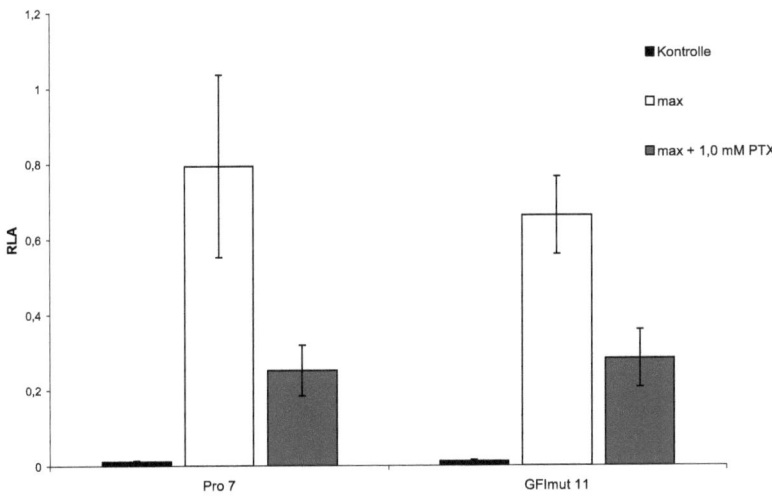

Abbildung 20: Quotient Luci-Betagal nach Deletion der NF-kappa B-Site

Dargestellt sind die betagal normalisierten Luciferasewerte nach Transfektion von HuH-7 mit der Trunkation Pro7 des Promoters und einer an der NF-kappa B Site mutierten Pro7-Trunkation (GFImut 11) und Inkubation mit 1 mM Pentoxifyllin. Die Zellen wurden hierfür für 24 Stunden maximal mit IL-1 (50 mM), IL-6 (500 mM) und Dexamethason (1 µM) stimuliert. Korrelation: Pro 7: $\tau = -0{,}602$; P=0,045 Nf-kappa B: $\tau = -0{,}77$; P= 0,014

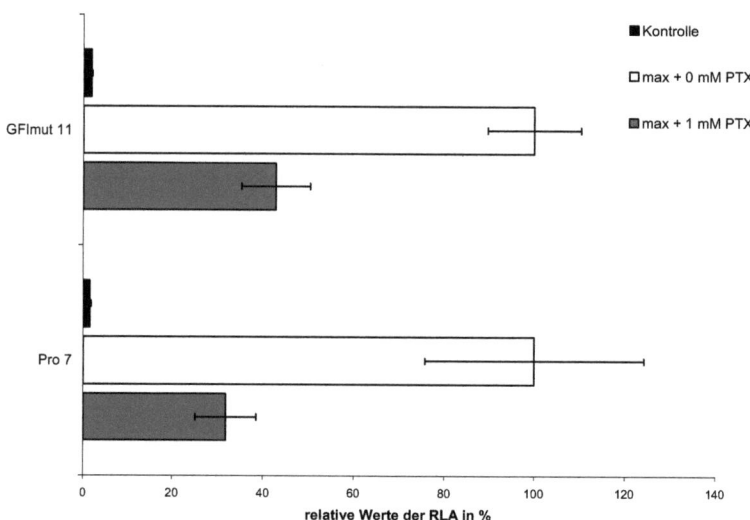

Abbildung 21: Relative Werte der Hemmeffekte nach Transfektion der HuH-7 mit anschließender Stimulation und Inkubation mit Pentoxifyllin

Transfektion von HuH-7 mit der Trunkation Pro7 des Promoters und einer an der NF-kappa B-Site mutierten Pro7-Trunkation (GFImut 11) und Inkubation mit 1 mM Pentoxifyllin. Die Zellen wurden hierfür für 24 Stunden maximal stimuliert mit IL-1 (50 mM), IL-6 (500 mM) und Dexamethason (1 µM). Dargestellt sind die relativen, betagal normalisierten Luciferasewerte, hierfür wurde die maximal erreichte Stimulation mit 100% gleichgesetzt.

3.6.4 Trunkationen zwischen pro7 und pro6

Um den Bereich weiter einzugrenzen, in dem sich die für den Hemmeffekt verantwortliche Bindungsstelle befindet, wurden weitere Trunkationen untersucht. Dabei handelte es sich um Trunkationen nach -524 (AP1) und -544 (KBwt) Basenpaaren. Hierbei zeigte sich, dass bei beiden Trunkationen durch Phosphodiesterasen kein Hemmeffekt auf die Transkriptionsaktivität mehr zu erzielen war.

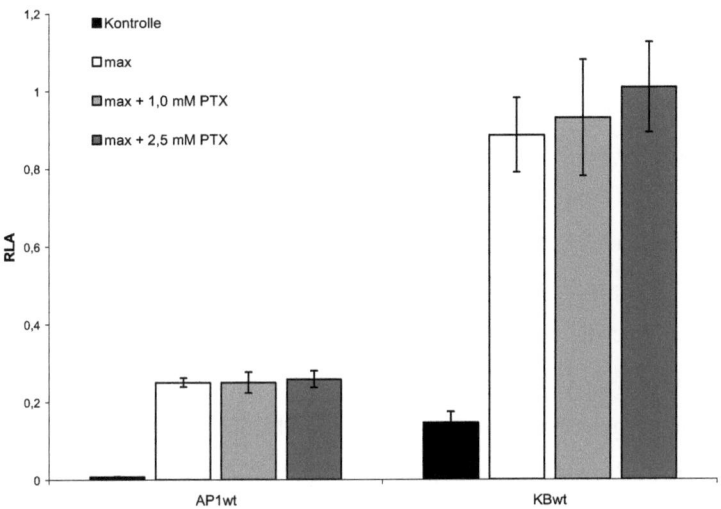

Abbildung 22: Trunkationen AP1 und KBwt

Transfektion der HepG2 mit verschiedenen Trunkationen des LBP Promoters, AP1 und KBwt. Stimulation für 24 Stunden mit IL-1 (50 U/ml), IL-6 (500 U/ml) und Dexamethason (1 µM) und Inkubation mit Pentoxifyllin in den angegeben Konzentrationen. Es zeigt sich, dass bei beiden Trunkationen kein Hemmeffekt mehr nachweisbar ist. Dargestellt sind die betagal normalisierten Luciferase Werte. Korrelation: Ap1wt: $\tau=0,096$; P=0,359; KBwt: $\tau=0,353$; P=0,093

Wie in der Abbildung dargestellt, ist bei beiden Trunkationen kein inhibitorischer Effekt durch Inkubation mit Pentoxifyllin mehr nachzuweisen, d.h. die verantwortliche Bindungsstelle muss sich vor diesen Trunkationen befinden. Die nächste starke Bindungsstelle in dem verbleibenden zu untersuchenden Promoter ist die Gfi-Site.

3.7 Einfluss der Gfi-1 Bindungsstelle auf den durch Methylxanthine vermittelten LBP Hemmeffekt

Die Gfi-1 Site befindet sich bei -556 Basenpaaren. Um ihren Einfluss auf die LBP Expression zu untersuchen, wurde sie zunächst zweimal mutiert, wobei es sich zum einen um eine Punktmutation und zum anderen um eine Deletion der Bindungsstelle handelte. Bei der Punktmutation (Gfi-mut-1 bzw. Gfi-mut-4) wurden zwei Basenpaare ausgetauscht, so dass statt der Wildtyp Sequenz aGCAGTGATTTac die Sequenz aGCAGTGA<u>AG</u>Tac vorlag. Bei der zweiten Mutation (Gfi-mut-3 bzw Gfi-mut-6) wurde eine komplette Deletion der Bindungsstelle vorgenommen: a_____Tcc. Beide Mutationen wurden sowohl in den vollständigen Promoter (Pro 11), als auch in die 570 Basenpaare Trunkation (Pro 7) integriert.

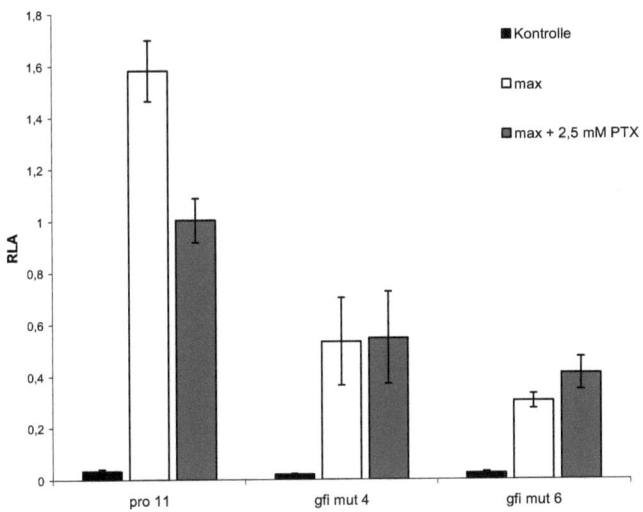

Abbildung 23: Quotient Luci-Betagal des vollständigen Promoters nach Mutation der Gfi-Site

Dargestellt sind die betagal normalisierten Luciferasewerte nach Transfektion von HuH-7 mit Pro 11 und zwei an der Gfi-Site mutierten Trunkation desselben Promoters, wobei es sich bei Gfi-mut-4 um eine Punktmutation handelt, bei Gfi-mut-6 um eine Deletion. Die Zellen wurden hierfür 24 Stunden mit IL-1 (50 mM), IL-6 (500 mM) und Dexamethason (1 µM) stimuliert und zeitgleich mit 2,5 mM Pentoxifyllin inkubiert. Korrelation: Pro 11: $\tau=-0,775$; P=0,015; gfimut-4: $\tau=0,086$; P=0,404; gfimut-6: $\tau=0,602$; P=0,045

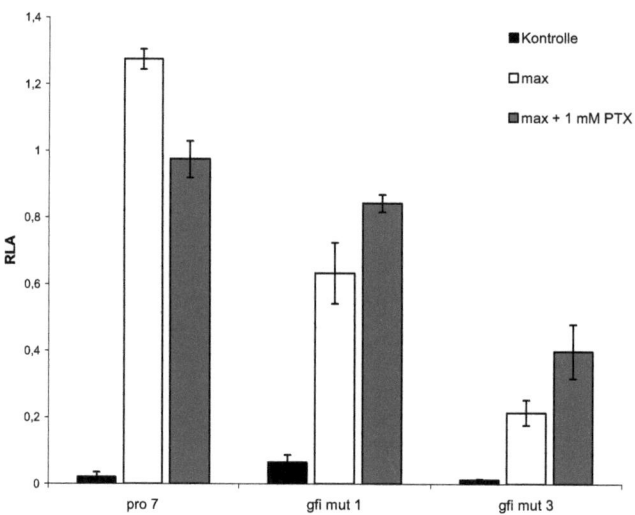

Abbildung 24: Quotient Luci-Betagal des trunkierten Promoters nach Mutation der Gfi-Site

Dargestellt sind die betagal normalisierten Luciferasewerte nach Transfektion von HuH-7 mit der Trunkation Pro 7 und zwei an der Gfi-Site mutierten Trunkation desselben Promoters, wobei es sich bei Gfi-mut-1 um eine Punktmutation handelt, bei Gfi-mut-3 um eine Deletion. Die Zellen wurden hierfür 24 Stunden maximal stimuliert mit IL-1 (50 mM), IL-6 (500 mM) und Dexamethason (1µM) und zeitgleich mit 2,5 mM Pentoxifyllin inkubiert. Korrelation: Pro 7: $\tau=-0{,}775$ (-0,258); P=0,029 (0,233); gfimut-1: $\tau=0{,}775$, P=0,015; gfimut-3: $\tau=0{,}430$; P=0,113

Der Basentausch führte sowohl beim vollständigen Promoter als auch bei der −570-Trunkation zu einem Rückgang der Hemmwirkung des Pentoxifyllins. Am trunkierten Promoter war der Effekt noch ausgeprägter zu sehen. Hier kam es sogar zu einem paradoxen Effekt, so dass eine Steigerung der LBP Expression nach Inkubation mit Pentoxifyllin beobachtet werden konnte (p>0,05, hier liegt eine positive Korrelation vor). Die Ergebnisse zeigen, dass durch eine Mutation der Gfi-Bindungsstelle der Hemmeffekt des PTX aufgehoben werden kann. Dies spricht dafür, dass cAMP direkt oder indirekt mit dieser Bindungsstelle interagiert, und diese für die transkriptionelle Aktivität des LBP Promoters eine entscheidende Rolle spielt.

4 Diskussion

Die Akutphasereaktion wird von der Leber maßgeblich beeinflusst, moduliert aber auch ihrerseits den Leberstoffwechsel. Diese Immunreaktion wird zum einen durch infektiöse Agenzien, beispielsweise das LPS getriggert, aber auch durch nichtinfektiöse Stimuli wie Hypoxie oder toxische Stoffwechselprodukte. Dies kann, in letzter Konsequenz, zu einem Leberversagen oder chronischer Leberschädigung und Fibrose führen. Daher befürworten einige Autoren die Gabe des hepatoprotektiven Pentoxifyllin bei Leberverletzungen oder zu erwartendem „Stress" (Hoebe et al., 2001; Iwamoto et al., 2002; Kozaki et al., 1995).

In einer Veröffentlichung von Hohenberger in Zusammenarbeit mit unserer Arbeitsgruppe konnte gezeigt werden, dass Pentoxifyllin nicht nur, wie bereits bekannt, die TNF-alpha Produktion hemmt, sondern auch die LBP Expression (Hohenberger et al., 2003). Hierfür hatten Patienten zur Behandlung eines peripher gelegenen Tumors eine sogenannte isolierte Extremitätenperfusion mit TNF-alpha erhalten. Dabei wurde eine Extremität isoliert mit TNF-alpha perfundiert, um eine systemische Reaktion zu vermeiden. Da sich hierbei geringe Durchlässigkeiten jedoch nicht umgehen lassen und es nach Wiederanschluss der Extremität zu einem Einschwemmen einer Restmenge von TNF-alpha und einer Akutphasereaktion kam, wurden die Patientengruppen präventiv mit verschiedenen Medikamenten behandelt. Um die systemische Wirkung des TNF-alpha nach Wiederanschluss zu minimieren, war eine Patientengruppe mit Pentoxifyllin behandelt worden. Bei der Untersuchung der Patientenseren mittels ELISA zeigten sich sowohl geringere TNF-alpha

Konzentrationen als auch geringere LBP Konzentrationen im Vergleich zur Kontrollgruppe.

Dies führte zu der Frage, ob Pentoxifyllin einen direkten Einfluss auf die LBP Expression ausübt, oder ob es sich bei den mit Pentoxifyllin behandelten Patienten generell um eine schwächere Reaktion auf das in den Kreislauf eingeschwemmte TNF-alpha handelte, da die Stimulation der Immunantwort durch TNF-alpha vermindert war.

4.1 LBP Expression in humanen Hepatomzelllinien und Lungenepithelzellen

In der vorliegenden Arbeit wurde der Einfluss von Methylxanthinen, allen voran dem Pentoxifyllin, auf das Expressionsmuster des Lipopolysaccharidbindenden Proteins LBP in den humanen Hepatom-zelllinien HepG2 und HuH-7 sowie den Lungenepithelzellen A-549 untersucht. Die verwendeten Hepatomzellreihen sind anerkannte Modelle für die humane Akutphasereaktion in vitro, wobei die Zellen mit Interleukinen und dem synthetischen Glukokortikoid Dexamethason stimuliert wurden (Darlington et al., 1986). HepG2-Zellen wurden aus einem kindlichen Hepatoblastom, HuH-7 aus einem hepatozellulären Karzinom etabliert (Aden, 1979; Nakabayashi et al., 1982). Obwohl bei diesen Zelllinien Chromosomenaberationen beschrieben wurden, synthetisieren sie eine Reihe humaner Plasmaproteine, sowie Akutphaseproteine. Daher eignen sie sich als in-vitro Modell für die Induktion der Akutphaseproteine. Der Vorteil dieser Hepatomzelllinien liegt sowohl in ihrer Verfügbarkeit, da sie im Vergleich zu primären Hepatozyten gut kultivierbar sind, und so reproduzierbare Ergebnisse ermöglichen, zum anderen kann eine Verunreinigung wie bei Primärkulturen durch nichtparenchymatöse Zellen wie Gewebsmakrophagen und Kupfferschen Sternzellen, die selbst immunologisch aktiv sind, ausgeschlossen werden. Werden diese Zelllinien mit pro-inflammatorischen Zytokinen stimuliert, die auch in vivo als Hauptmediatoren für die Akutphasereaktion verantwortlich gemacht werden, so exprimieren sie das Akutphaseprotein LBP (Grube et al., 1994).

Nach Stimulation mit den pro-inflammatorischen Zytokinen IL-1, IL-6 sowie Dexamethason konnte LBP in den Überständen dieser Zellen mittels ELISA detektiert und die Promoteraktivität im Luciferaseassy bestimmt werden. Dieser Ansatz ermöglicht es, die bereits in vivo beobachteten Effekte des Pentoxifyllins auf die Akutphasereaktion in vitro zu untersuchen. Die pro-inflammatorischen Zytokine wirken dabei synergistisch, wobei IL-6 die LBP Expression induziert, wohingegen IL-1 und Dexamethason nur kostimulatorischen Einfluss zeigen, die Wirkung des IL-6 aber eindrucksvoll steigern können. (Grube et al., 1994; Vreugdenhil et al., 1999). Diese Befunde charakterisieren das LBP als Klasse I Akutphaseprotein (Schumann et al., 1996a).

Bei gesunden Probanden konnte gezeigt werden, dass es unter Akutphasebedingungen zu einem Anstieg der Serumkonzentration des LBP von 5-10 µg/ml auf 100-300 µg/ml kam (Schumann und Zweigner, 1999; Zweigner et al., 2001). Dieser Anstieg ist vor allem auf eine gesteigerte Synthese von Akutphaseproteinen in der Leber, aber auch in Lungen-epithelien und Darmepithelien zurückzuführen (Dentener et al., 2000; Vreugdenhil et al., 1999).

Dentener et al. beschrieben, dass die LBP Expression in Lungenepithelien im Vergleich zu Leberzellen sehr viel stärker durch Dexamethason stimuliert wird, wohingegen bei Hepatomzellen vor allem IL-6 immunstimmulatorische Wirkung zeigte. Wie in der vorliegenden Arbeit dargestellt, unterliegt die LBP Expression in Hepatomzellen einer Zeit- und Konzentrations-abhängigkeit.

Kürzlich wurden weitere Mechanismen der LBP Regulation beschrieben, die auf IL-22 beruhen. Dieses Interleukin wurde im Jahr 2000 entdeckt und ist bei Patienten mit chronisch entzündlichen Darmerkrankungen vermehrt nachweisbar. Wolk et al. konnten zeigen, dass gesunde Mäuse denen IL-22 zugeführt wurde, verstärkt LBP exprimierten (Wolk et al., 2007).

4.2 Rolle des LBP in der Akutphasereaktion

LBP ist ein Klasse I Akutphaseprotein (Schumann et al., 1996a), welches hauptsächlich von Hepatozyten, aber auch von Lungen- und Darmepithelien exprimiert wird (Dentener et al., 2000). Es ist zum einen an der Detoxifizierung von LPS, dem Endotoxin aus der Zellwand gram-negativer Bakterien, beteiligt, indem es einen Transfer zu Lipoproteinen, vor allem dem HDL katalysiert. Zum anderen ist es dazu in der Lage, LPS zu binden und CD14 zu präsentieren (Schumann et al., 1990; Schumann et al., 1994b). Dadurch ist es an der Initiierung der Immunantwort beteiligt, die elementar ist, um den Wirt zu schützen. LBP defiziente Mäuse waren nicht zu einem Transfer von LPS zum CD14 Rezeptor in der Lage (Wurfel et al., 1997). Es zeigte sich auch, dass diese Mäuse eine intraperitoneale Infektion wesentlich schlechter abwehren konnten, wohingegen Mäuse denen LBP injiziert wurde, eine bessere Überlebenswahrscheinlichkeit aufwiesen als die Kontrollgruppe (Lamping et al., 1998). Diese Immunantwort ist jedoch nur sinnvoll, solange sie in einem kontrollierten Umfang abläuft. Im Falle einer Sepsis kommt es zu einer überschießenden Immunantwort, die für den Wirt selbst schädlich, oder sogar tödlich sein kann. Daher ist es Ziel der aktuellen Forschung, diese Vorgänge genau zu verstehen, um in der Zukunft möglicherweise immunmodulatorisch eingreifen zu können. Zu den verschiedenen Therapieansätzen der letzten Jahre gehörte unter anderem die Therapie mit Pentoxifyllin. Die Grundlage dieses Ansatzes war jedoch lediglich der hemmnende Effekt gegenüber TNF, ein modulierender Effekt auf LBP war bisher nicht untersucht worden.

4.3 Wirkung des Pentoxifyllins als Phosphodiesteraseinhibitor

Pentoxifyllin gehört zur Gruppe der Methylxanthine zu denen auch

Theophyllin und Koffein gehören. In der Klinik wird es aufgrund seiner positiven rheologischen Eigenschaften, vor allem bei Durchblutungs-störungen im Rahmen einer Claudicatio intermittens oder bei Hörsturz eingesetzt (Aviado und Dettelbach, 1984). PTX verfügt jedoch über eine Reihe pharmakologischer Eigenschaften, die man sich in der Sepsistherapie zu nutze machen wollte. Hierzu zählt vor allem die oben beschrieben Herunterregulation des TNF-alpha. Allen Methylxanthinen gemeinsam ist die Eigenschaft als Phosphodiesteraseinhibitoren, was, wie oben dargestellt, zu einer Akkumulation von intrazellulärem cAMP führt. Hoebe et al. beschrieb, dass es bereits 30 Minuten nach Inkubation von primären Leberzellkulturen mit PTX zu einem massiven Anstieg der intrazellulären cAMP Konzentration kommt (Hoebe et al., 2001). Um zu untersuchen, ob es sich nun bei der durch PTX beobachteten inhibitorischen Beeinflussung der LBP Expression um einen spezifischen Effekt handelt, wurde die Wirkung weiterer Methylxanthine untersucht. Hierbei zeigte sich, dass sowohl Pentoxifyllin als auch Koffein und Theophyllin in der Lage waren, die LBP Produktion in stimulierten Hepatom- und Lungenzellen zu inhibieren. Dies lässt den Schluss zu, dass die PTX Wirkung, wie bei TNF-alpha beschrieben, auf eine Erhöhung der intrazellulären cAMP Konzentration zurückzuführen ist. Um dies zu untermauern, wurde ein Ansatz gewählt, bei dem direkt das intrazelluläre cAMP Niveau angehoben werden konnte. Dies ist möglich, indem man die Zellen mit dem cAMP-Analogon dibuturyl cAMP inkubiert. Die Zellen sind dazu in der Lage, diesen Botenstoff aufzunehmen (Suwanichkul et al., 1993).

Die Ergebnisse der durchgeführten ELISAs wie auch die Luciferaseassays zeigten, dass es auch hiermit möglich ist, die LBP Produktion auf Proteinebene, sowie die transkriptionelle Aktivität zu hemmen.

4.4 Einfluss von Pentoxifyllin auf die Syntheseleistung und Zellproliferation von Hepatomzellen

Es stellt sich die Frage, ob die Inkubation mit PTX generell zu einer verminderten Syntheseleistung der Zellen führt und die Produktion aller Akutphaseproteine dadurch gehemmt wird oder ob es sich um einen spezifischen Effekt am Promoter handelt. Wie in der vorliegenden Arbeit dargestellt, hemmt Pentoxifyllin in hohen Konzentrationen das Zellwachstum, was auf eine Reduktion der Syntheseleistung der Zellen oder auf einen toxischen Effekt des Pentoxifyllins zurück zuführen sein könnte. In den durchgeführten Toxizitätstest konnte gezeigt werden, dass die Zugabe von Pentoxifyllin ins Serum nicht zu einem Anstieg des LDH im Kulturüberstand führte. Dieses Protein, das normalerweise intrazellulär vorhanden ist, wird bei einer Zellschädigung freigesetzt, so dass es als Marker für die Toxizität genutzt werden kann. Da der LDH-Gehalt im Überstand nur die letal geschädigten Zellen erfasst, würde ein konstanter Wert bei einer gleichzeitigen Abnahme der Zellpopulation auf eine relative Zunahme der LDH-Konzentration im Überstand, und damit auf eine vermehrte Zellschädigung hinweisen. Aus diesem Grund wurde die Gesamt-LDH bestimmt, bei der sowohl der LDH-Gehalt im Überstand, als auch in den lysierten Zellen gemessen wurden. Hierbei zeigte sich bei Konzentrationen ab 5 mM Pentoxifyllin ein dosisabhängiger Abfall der LDH-Menge. Dies korrelierte mit den Daten der durchgeführten Proteinbestimmungen, bei der die Zellen gewaschen und anschließend lysiert wurden, um dann den Proteingehalt zu bestimmen. Hierbei kam es bei Konzentrationen ab 5 mM Pentoxifyllin und Inkubationszeiten von mehr als 48 Stunden zu einem Abfallen der Proteinkonzentration. Da bei diesem Versuch nur die adhärenten Zellen lysiert wurden, und geschädigte Zellen nicht mehr adhärent sind, kann mit diesem Experiment das Wachstumsverhalten vitaler Zellen bestimmt werden. Ein leichter Rückgang der Gesamt-LDH-

Konzentration bei gleichzeitiger Abnahme der Zellpopulation bestätigt also eine konstante LDH-Konzentration im Überstand. Diese Ergebnisse lassen den Schluss zu, dass Pentoxifyllin nicht toxisch auf die untersuchten Zellen wirkt, es aber dosis- und zeitabhängig zu einer Stagnation des Zellwachstums kommt.

Allerdings ist die Messung der LDH-Konzentration im Überstand in diesem Ansatz kritisch zu bewerten, da von einigen Autoren beschrieben wurde, dass die Transkriptionsaktivität für LDH über eine CREB Bindungsstelle reguliert wird. Da Pentoxifyllin zu einer intrazellulären cAMP-Akkumulation führt, wurde in der Literatur ein Anstieg der LDH-Konzentration nach Inkubation von primären Hepatozytenkulturen mit Pentoxifyllin beschrieben. Eine Deletion der „cAMP responsive element" (CREB) Bindungsstelle führte zu einem Rückgang der cAMP-induzierten LDH-Aktivität (Jungmann et al., 1986; Short et al., 1994). Aus diesem Grund orientiert sich diese Arbeit an der Proteinkonzentration, da vital geschädigte Zellen nicht mehr zur Proliferation fähig sind. Um Effekte durch ein stagnierendes Zellwachstum auszuschließen, wurden für die Experimente Inkubationszeiten bis 48 Stunden und Pentoxifyllin bzw. Bt_2cAMP Konzentrationen bis 5 mM gewählt, in diesem Bereich konnte keine Wachstumshemmung beobachtet werden. Für die Untersuchung der Transkriptionsaktivität wurden in einzelnen Fällen auch höhere Konzentrationen für Theophyllin und Koffein gewählt, da hierbei die relative Luciferaseaktivität berechnet wurde und eine Beeinflussung des Zellwachstums herausgerechnet wurde. In der Literatur wurde beschrieben, dass Pentoxifyllin in Monozyten- und gemischten Lyphozytenkulturen die Proliferation hemmt (Tilg et al., 1993). Dennoch sprechen die dargestellten Ergebnisse gegen die Vermutung, dass die beobachteten Hemmeffekte auf ein vermindertes Zellwachstum zurück zuführen sind, da gezeigt werden konnte, dass Pentoxifyllin in niedrigen Konzentrationen keinen Einfluss auf die Zellproliferation hat.

Auch die Annahme, eine generelle Inhibition der Syntheseleistung durch Pentoxifyllin, bzw. die erhöhte intrazellulären cAMP Konzentration könnte ursächlich für den beobachteten Effekt sein, lässt sich durch Beobachtungen anderer Autoren wiederlegen. So schreiben beispielsweise Monshower et al., dass die TNF-alpha induzierte Herunterregulation des Cytochrom P450 durch Pentoxifyllin verhindert werden könnte (Monshouwer et al., 1996). Dieses spielt eine wichtige Rolle in der Detoxifizierung von Medikamenten und führt zu einer gesteigerten Syntheseleistung der Zellen.

4.4.1 Beeinflussung der Akutphasereaktion durch Pentoxifyllin

In der Literatur sind sowohl stimulierende als auch inhibitorische Effekte des PTX beschrieben worden. Es ist bekannt, dass der Phosphodiesteraseinhibitor Pentoxifyllin über eine intrazelluläre Akkumulation von cAMP die TNF-alpha Expression hemmt (Semmler et al., 1993). TNF-alpha ist eines der ersten Zytokine, die nach Stimulation eines Organismus mit Endotoxin oder Bakterien im Kreislauf zirkulieren. Es wird für die im Rahmen schwerer Infektionen sowie Tumorerkrankungen auftretende Kachexie sowie eine Stimulation der Immunantwort verantwortlich gemacht. Auch eine Reduktion der IL-6 Konzentration nach PTX Inkubation von Hepatozyten konnte nachgewiesen werden (Hoebe et al., 2001). Eine ganze Reihe der von Hepatomzellen produzierten Akutphaseproteinen bzw. negativen Akutphaseproteinen wie beispielsweise das Albumin, Fibrinogen oder alpha-2-Makroglobulin bleiben jedoch durch Pentoxifyllin unbeeinflusst (Voisin et al., 1998). Dies spricht dafür, dass verschiedene Akutphaseproteine unterschiedlich reguliert werden und nicht eine verminderte Syntheseleistung der Zellen für den beobachteten Effekt ursächlich ist. Darüber hinaus wurden zahlreiche Effekte des Pentoxifyllins auf Hepatozyten beschrieben. So konnte gezeigt werden, dass PTX durch seine positiven rheologischen Eigenschaften die Blutversorgung der Leber verbessert, und dadurch protektiv auf die Hepatozyten wirkt. Des Weiteren verhindert der Phosphodiesteraseinhibitor eine durch LPS hervorgerufene Reduktion des Cytochroms P450 Aktivität (Hoebe et al., 2001; Kozaki et al., 1993).

4.4.2 Modulation der Zytokinsynthese durch Pentoxifyllin

Die Immunantwort ist Folge des Zusammenspiels verschiedener immunkompetenter Zellen. Diese beeinflussen sich gegenseitig durch die Expression von Botenstoffen die ihrerseits zu einer Modulation der Immunreaktion führen. Daher ist es in vivo nicht möglich einen dieser Botenstoffe zu verändern ohne dadurch das gesamte System zu beeinflussen. Die Applikation von Pentoxifyllin hat daher nicht nur Einfluss auf die TNF-alpha-Synthese, sondern auch auf die Expression weitere Zytokine. Dies kann zum einen direkt erfolgen, zum anderen kann es durch die veränderten Serumspiegel immunmodulatorischer Interleukine zu einer Änderung der Expression weiterer Zytokine kommen.

Voisin beschreibt eine Reduktion der IL-1 und IL-6 Spiegel nachdem er Ratten mit Pentoxifyllin behandelt hatte (Voisin et al., 1998). Dies könnte eine Ursache dafür sein, dass in vivo die LBP Produktion durch Pentoxifyllin unterdrückt wurde, da vor allem IL-6 die LBP Synthese in Hepatozyten stimuliert. Dagegen konnten Blaine et al. in einem in vitro Modell zeigen, dass die IL-6 Expression in Titanium-stimulierten Monozyten durch die Inkubation mit Pentoxifyllin sowie anderen Methylxanthinen gesteigert werden konnte, wohingegen es wie erwartet zu einer Reduktion der TNF-alpha-Synthese kam (Blaine et al., 1997). Andere Veröffentlichungen zeigten, dass die Expression von IL-1, IL-6, IL-8 und IL-10 unterschiedlich von Pentoxifyllin beeinflusst werden konnten, wobei vor allem eine Zeit- und Dosisabhängigkeit beobachtet werden konnte. Bienvenu zeigte mit einem Vollblutansatz, bei dem er die Zellen mit LPS stimulierte und mit Pentoxifyllin inkubierte, dass die Ergebnisse auch von der Vorstimulation der Monozyten abhängen. Er verglich dabei die

Ergebnisse von zwei Patientengruppen, wobei es sich bei der einen um gesunde Volontäre, bei der anderen um Sepsispatienten handelte. Er konnte zeigen, dass die TNF-alpha- und IL-1 Spiegel schon durch geringe Mengen des Pentoxifyllins zu senken waren, wohingegen das IL-10 und IL-6 Niveau lange konstant blieben und nur durch hohe Dosen zu reduzieren waren. Die Monozyten septischer Patienten reagierten sensibler auf die Inkubation mit Pentoxifyllin, IL-1 und IL-8 wurden durch geringere Konzentrationen gehemmt als in der Kontrollgruppe. Bienvenu macht hierfür vor allem die höheren Ausgangskonzentrationen der Zytokine verantwortlich (Bienvenu et al., 1995). Aufgrund dieser unterschiedlichen Ergebnisse wurde für diese Arbeit ein in vitro Ansatz gewählt, bei dem eine Zellinteraktion durch immunkompetenten Zellen ausgeschlossen werden kann. Für die Versuche wurden die Zellen maximal stimuliert, so dass der beschriebene Effekt nicht auf einen Mangel an IL-6 zurückzuführen ist. Auch die mehrfach beschriebene Reduktion des TNF-alpha Spiegels durch Pentoxifyllin (Schandene et al., 1992; Zabel et al., 1991) könnte zwar in vivo für eine geringere Aktivierung der Akutphasereaktion, und damit verminderte LBP Konzentrationen verantwortlich sein, in unserem Ansatz spielt der TNF-alpha Spiegel jedoch keine Rolle, da die Zellen direkt mit IL-1, IL-6 und Dexamethason stimuliert wurden. Dennoch ist anzunehmen, dass es sich in vivo um eine Überlagerung verschiedener Mechanismen handelt.

4.4.3 Molekulare Mechanismen der Hemmung der LBP Expression

Mit Hilfe eines ELISAs für humanes LBP konnte in dieser Arbeit gezeigt werden, dass die LBP Expression cAMP-abhängig auf Proteinebene gehemmt wird. Hierfür wurde die LBP Konzentration im Überstand stimulierter Zellen nach Inkubation mit PTX bestimmt. Da dies jedoch keine Aussage darüber zulässt, auf welcher Ebene die Hemmung stattfindet, und hierfür theoretisch jeder Schritt von der Translation bis zur Stabilität des Proteins in Frage kommen, wurde der Luciferase-Betagalactosidaseassay zur Untersuchung der Transkriptionsaktivität verwendet. In der Literatur wurde diskutiert, ob dieser Ansatz für die Untersuchung cAMP abhängiger Ereignisse zulässig ist, da die zu messende Lichtemmision in einer ATP-abhängigen Reaktion generiert wird (Benzakour et al., 1995). Dies könnte dazu führen, dass falsch-positive Ergebnisse erzielt werden, da nicht die Aktivität des eigentlichen Transkriptes, sondern auch die zugeführte cAMP Konzentration mitbestimmt würden. Benzakour beschrieb sogar einen dreifachen Anstieg der Luciferase-aktivität bei Zellen, die mit Forskolin, einem direkten Aktivator der Adenylatcyclase, inkubiert worden waren (Benzakour et al., 1995). Dagegen hatte die Inkubation mit dem cAMP-Analogon dibutyrylcAMP keinen Einfluss auf die Luciferaseaktivität. In weiteren Ergebnissen konnte er zeigen, dass die Luciferaseaktivität durch zugeführtes ATP, ADP sowie AMP zu beeinflussen ist, cyclische Nucleotide jedoch keinen Effekt aufwiesen (Benzakour et al., 1995). Wir konnten in unseren Ergebnissen keinen Unterschied in der Luciferaseaktivität in Abhängigkeit der verwendeten Stimulantien aufzeigen. Vielmehr kam es bei steigender cAMP Konzentration zu einer dosisabhängigen Reduktion der Luciferaseaktivität, analog zur Abnahme der mittels ELISA detektierten LBP Konzentration. Des Weiteren wurden die erzielten Ergebnisse mit den im Betagalactosidaseassay ermittelten Werten verrechnet. Dabei konnten wir zeigen, dass es nach Inkubation mit Pentoxifyllin konzentrationsabhängig zu einer Hemmung der Transkriptionsaktivität kam. Es stellte sich die Frage, ob es sich dabei um einen unspezifischen Effekt handelt oder cAMP seiner Wirkung über eine definierte Bindungsstelle erzielt.

Eine Möglichkeit wäre, wie beispielsweise für TNF-alpha beschrieben, die Phosphorylierung und damit Aktivierung von Transkriptionsfaktoren (Spriggs et al., 1992).

4.4.4 Einfluß von Pentoxifyllin auf den LBP Promoter

Wie oben beschrieben, handelt es sich bei dem beobachteten Hemmeffekt des Pentoxifyllins um eine Folge des erhöhten cAMP- Spiegel auf den LBP Promoter. In der Literatur wurde ein „cAMP responsive Element" (cREB Site) des LBP Promoters beschrieben. Da ein Einfluss auf diese Bindungsstelle naheliegend ist, wurden dort Mutationen vorgenommen. Die Mutationen dieser Bindungsstelle zeigten jedoch keinen signifikanten Einfluss auf die LBP Expression.

Eine weitere Bindungsstelle, der eine bedeutende Rolle für die Regulation der Transkriptionsaktiviät des LBP Promoters zugesprochen wird, ist die bei -515 Basenpaaren lokalisierte NF-kappa B-Site. Dieser Signalweg wirkt aktivierend auf den LBP Promoter. Die NF Kappa-B-Site wird in der Regel durch Phosphorylierung aktiviert, ein Weg der auch für cAMP beschrieben wurde (Illi et al., 2000; Naumann und Scheidereit, 1994). Dennoch ist der inhibitorische Effekt des Pentoxifyllins nicht über eine Hemmung der NF-kappa B site zu erklären, da eine Mutation dieser Bindungsstelle nicht zu einer Aufhebung des beobachteten Ergebnisses führte. Eine weitere Bindungsstelle, die an der Regulation der Transkriptionsaktivität des LBP Promoters beteiligt ist, ist die sogenannte Gfi-Site. Sie befindet sich in der Nachbarschaft der Nf-kappa B-Site und ist bei –556 bp lokalisiert.

4.4.5 Gfi-1 als regulatorisches Element bei der transkriptionellen Aktivierung von LBP

Gfi-1, ein 55 kD großes Kernprotein, wurde als inhibitorischer Transkriptionsfaktor beschrieben. Es wird von hämatopoetischen Zellen sowie Zellen des lymphatischen Systems aber auch Sinnesepithelien und Lungenepithelien exprimiert (Wallis et al., 2003). Studien mit Gfi-1 Knock-out Mäusen zeigten, dass Gfi-1 eine essentielle Rolle bei der T-Zelldifferenzierung und Granulozytopoese zu kommt (Moroy et al., 2005). Er besteht aus einer Zinkfinger-Domäne die an die DNA bindet, und der konservierten Repressordomäne „SNAG" die den Hemmeffekt im Promoter vermittelt. (Grimes et al. 1996). Gfi- Bindungsstellen wurden in den Promotoren verschiedener Akutphaseproteine beschrieben, darunter IL-1 alpha, IL-2, IL-4, IL-6, und TNF-alpha (Zweidler-Mckay et al., 1996). Dort reguliert es die transkriptionelle Aktivität von Cytokinen über Bindung an STAT Faktoren „Signal transducers and activators of transcription" (Rodel et al., 2000). Der LBP Promoter verfügt über mehrere potentielle Gfi-Bindungstellen, wobei sich die mit der größten Übereinstimmung der Gfi-Konsensussequenz bei -556 Basenpaaren befindet. Diese wurde auf unterschiedliche Weise mutiert, zum einen wurde eine Punktmutation, zum anderen eine Deletion sowohl in den vollständigen, als auch den trunkierten Promoter integriert. Diese Mutationen führten dazu, dass die generelle Aktivierbarkeit des Promoters zurückging. Die Gfi-Bindungsstelle vermittelt demnach nicht nur die (PTX vermittelte) Hemmung gegenüber dem aktvierten Promoter, sondern ist auch in dessen Aktivierbarkeit involviert. Des Weiteren konnte gezeigt werden, dass der durch cAMP vermittelte Hemmeffekt bei fehlender oder mutierter Gfi-Bindungsstelle aufgehoben wurde. Bei Experimenten am mutierten bzw. trunkierten Promoter konnte sogar ein paradoxer Effekt, dass heißt eine gesteigerte Aktivierung nach cAMP Inkubation beobachtet werden. Dies spricht dafür, dass cAMP seine Wirkung an der Gfi-Site entfaltet und damit den potentiell hemmenden Effekt dieses Transkriptionsfaktors noch verstärkt. Es konnte jedoch nicht geklärt werden, ob die Gfi-Site über eine Bindungsstelle für cAMP verfügt, oder ob es durch eine induzierte Modifikation, beispielsweise eine Phosphorylierung zu einer Änderung der Aktivität kommt.

4.5 Klinische Bedeutung des LBP

Das Akutphaseprotein LBP ist ein Lipidtransferprotein. Es katalysiert die spontan sehr langsam ablaufende Diffusion von LPS zu HDL aber auch den Transfer zum CD14 Rezeptor (Hailman et al., 1996; Wurfel et al., 1995). LBP bildet mit LPS hochaffine Komplexe, welche die Wirkung von LPS gegenüber LBP freiem Serum steigern (Schumann et al., 1990). Der Transfer von LPS zum CD14 Rezeptor führt über Toll-Like Rezeptoren zu einer Aktivierung immunkompetenter Zellen und zur Initiierung der Immunantwort. Dagegen führt der Transport von LPS zu Lipoproteinen, vor allem dem HDL, zu dessen Detoxifizierung. Um die immunstimmulatorischen Effekte des LPS zu verstärken, genügt schon die basal exprimierte LBP Konzentration. Im Rahmen einer Sepsis kommt es jedoch zu einem etwa 50-fachen Ansteigen der LBP Konzentration, wobei das Maximum nach etwa 2 Tagen erreicht wird. Dies verstärkt zum einen die Immunreaktion, was in eine unkontrollierte Antwort und damit zu einem septischen Schock führen kann, andererseits sind hohe LBP Spiegel jedoch auch notwendig um den Transfer von LPS zu neutralisierenden HDL-Partikeln zu katalysieren (Lamping et al., 1998; Zweigner et al., 2001).

4.6 Funktionelle Auswirkung des LBP Spiegels

Wie in diversen Publikationen beschrieben, hemmt Pentoxifyllin die TNF-alpha Produktion. Dies konnte sowohl im Tiermodell als auch bei Volontären und Patienten im septischen Schock nachgewiesen werden, dennoch konnte keine signifikante Abnahme der Letalität des septischen Schocks erzielt werden. Obwohl TNF-alpha eine zentrale Rolle in der Immunantwort darstellt, gelang es nicht, durch seine Hemmung, sei es durch Methylxanthine, Antikörper oder lösliche Rezeptoren, die überschießende Immunantwort einzugrenzen und damit den septischen Schock zu verhindern (Staubach et al., 1998; Staudinger et al., 1996; Zabel und Schade, 1993). Eine Reihe von Publikationen berichten dennoch über positive Erfolge nach Applikation von PTX: Wu et al. konnten zeigen, dass nach Pentoxifyllin-Gabe die NO-Synthese gehemmt wird, wodurch die Sepsis-induzierte Hypotension verhindert werden konnte. Diesen Effekt führten sie vor allem auf eine geringere Stimulation der TNF-alpha Expression nach PTX Applikation zurück. Im Tiermodell konnte bei Ratten ein Kreislaufversagen im septischen Schock verhindert werden, auch die Lungenfunktion verbesserte sich im Vergleich zur Kontrollgruppe (Wu et al., 1999). Diese Ergebnisse im Tiermodell zeigten Erfolge (Ridings et al., 1994), in großen Patientenkollektiven konnte dies jedoch nicht bestätigt werden.

Wie in dieser Arbeit gezeigt werden konnte, hemmen Methylxanthine nicht nur die TNF-alpha Produktion, sonder auch die LBP Expression. Des Weiteren wird in der Literatur ein Anstieg der IL-10-Freisetzung nach Methylxanthin-Applikation beschrieben. Wie eingangs erwähnt, gehört IL-10 zu einer Gruppe immuninhibitorischer Interleukine und führt ebenfalls zu einer Hemmung der LBP Expression (Jilg et al., 1996). Dies könnte einer der Gründe dafür sein, dass die PTX Therapie im Rahmen einer manifesten Sepsis nicht erfolgreich war, sondern nur dessen präventive Applikation, um ein postoperatives SIRS zu verhindern. Krakauer et al. zeigten im Mausmodell, dass eine Pentoxifyllin-applikation 24 Stunden vor bis 4 Stunden nach LPS Injektion dosisabhängig protektive Wirkung zeigte und das Überleben verbesserte. Außerhalb dieses Zeitintervalls war kein protektiver Effekt mehr zu beobachten. (Krakauer und Stiles, 1999). Dagegen beschrieben van Furth et al. am Beispiel einer gram-positiven Infektion eine Hemmung der IL-10-Produktion durch Methylxanthine. Dies wirkt sich ebenfalls negativ auf den Verlauf der Sepsis aus, da durch einen Mangel dieses immuninhibitorischen Zytokins das bestehende Ungleichgewicht zwischen pro- und anti-inflammatorischen Botenstoffen weiter zu Gunsten der Sepsis verschoben wird. Van Furth führt die Hemmung der IL-10 Expression allerdings nicht auf einen direkten Effekt des Pentoxfyllins auf Monozyten, sondern vielmehr auf eine geringere Aktivierung des Immunsystems durch erniedrigte IL-1 und TNF-alpha Spiegel zurück (van Furth et al., 1995). Andere Forschungsarbeiten zeigen, dass in Seren mit hohen LBP Konzentrationen die Endotoxinwirkung geschwächt werden konnte, ein Effekt, der durch Depletion des LBP rückgängig gemacht werden konnte. Auch Serum, welchem rekombinantes LBP zugeführt wurde, zeigte einen Rückgang der durch LPS hervorgerufenen Effekte (Zweigner et al., 2001). Lamping konnte zeigen, dass Mäuse, denen LBP injiziert wurde, im Falle einer Peritonitis eine bessere Überlebenswahrscheinlichkeit aufwiesen. LBP defiziente Mäuse zeigten dagegen eindrucksvoll ein wesentlich stärkeres Ansprechen auf eine intraperitoneale Salmonelleninfektion (Lamping et al., 1998). Diese Daten lassen die Vermutung zu, dass hohe LBP Konzentrationen protektiv gegenüber dem septischen Schock wirken (Lamping et al., 1998; Vreugdenhil et al., 1999). Dies würde erklären warum durch Pentoxifyllin erniedrigte LBP Spiegel, trotz des positiven Einflusses auf die TNF Konzentration, keinen protektiven Effekt zeigen.

Andere Autoren postulieren, dass nur in der Frühphase der Sepsis eine protektive Wirkung durch Pentoxifyllin erzielt werden kann, da in diesem Stadium die überschießende Immunantwort gehemmt werden kann. Untersuchungen am Tiermodell zeigten, dass die Blockade von LPS durch einen polyklonalen Antikörper protektive Wirkung bei Mäusen zeigte, denen LPS injiziert worden war (Gallay et al., 1994). Da LBP nicht nur an der Detoxifizierung von LPS, sondern schon in geringen Konzentrationen an der Initiierung der Immunantwort beteiligt ist, könnte hier eine Hemmung der LBP Produktion protektive Wirkung zeigen. Im fortgeschrittenen septischen Schock ist LBP jedoch für die Detoxifizierung des LPS notwendig, hier könnte die Gabe von Pentoxifyllin möglicherweise die Klinik verschlechtern (Ridings et al., 1994). Es ist noch nicht im Einzelnen geklärt, wie der genaue Mechanismus der Hemmung der LPS Effekte durch LBP erfolgt. Es ist jedoch denkbar, dass der Transfer zu Lipoproteinen und dadurch dessen Neutralisierung, sowie eine

Herunterregulierung der Monozytenaktivität hier eine entscheidende Rolle spielen (Wurfel et al., 1994; Zweigner et al., 2001).

4.7 Regulation der LBP Expression in vivo nach Pentoxifyllinapplikation

Zusammenfassend kann festgehalten werden, dass die Hemmung der LBP Expression nach PTX Applikation in vivo verschiedenen Mechanismen unterliegt. Es kommt zu einer Herunterregulierung der pro-inflammatorischen Zytokine IL-6 und TNF-alpha, was zum einen auf einen direkten Effekt des Pentoxifyllins auf den jeweiligen Promoter zurückzuführen ist, zum anderen wird durch die Hemmung der TNF-alpha Expression in den immunstimulatorischen Kreislauf eingegriffen (Bienvenu et al., 1992; Voisin et al., 1998). Dies führt seinerseits zu einer geringeren LBP Expression. Zum anderen resultiert eine verstärkte Expression inhibierender Zytokine wie IL-10, die ihrerseits die LBP Expression hemmen (Jilg et al., 1996). In dieser Arbeit konnte gezeigt werden, dass Pentoxifyllin über eine intrazelluläre Akkumulation des cAMP außerdem direkt inhibitorisch auf den LBP Promoter wirkt. Die dargestellten Promoterstudien zeigen, dass diese Hemmung durch eine Interaktion mit dem hemmenden Transkriptionsfaktor Gfi vermittelt wird. Die Hemmung der LBP Expression in vivo ist also die Folge des Zusammenspiels unterschiedlicher Faktoren die durch Methylxanthine moduliert werden können.

5   Zusammenfassung

Das Lipopolysaccharid Bindende Protein (LBP) ist ein Akutphaseprotein, das vor allem in der Leber synthetisiert wird. Es kann Lipopolysaccharid (LPS) aus der Zellwand gram-negativer Bakterien erkennen, opsonisieren sowie dessen Transfer zu Lipoproteinen katalysieren und ist somit an der Detoxifizierung beteiligt. Zum anderen verstärkt es die Bindung von Makrophagen an LPS und kann dieses anderen immunkompetenten Zellen repräsentieren, die primär nicht dazu in der Lage sind, LPS zu binden. Dadurch kommt dem LBP eine zentrale Rolle in der Detoxifizierung von Krankheitserregern, aber auch in der Initiierung der Immunantwort zu. Diese lebensnotwendige Reaktion kann jedoch auch überschießend ablaufen und dann zur Schädigung des Organismus bis hin zum septischen Schock führen. In vivo-Studien zeigen, dass die LBP Expression durch das Methylxanthin Pentoxifyllin gedrosselt werden kann. In der vorliegenden Arbeit wurde mit Hilfe von humanen Hepatomzellen der Zelllinien HepG2 und HuH-7 sowie den Lungenepithelzellen A-549 die Regulation der LBP Expression in vitro untersucht.

Die LBP Expression wird vor allem durch IL-6 induziert, aber auch IL-1 und Dexamethason zeigen kostimulatorische Wirkung. Das Ausmaß der Expression unterliegt einer Konzentrations- und Zeitabhängigkeit. Werden die stimulierten Zellen zusätzlich mit Pentoxifyllin inkubiert, so führt dies zu einer Hemmung der LBP Expression. Gleiches gilt für die Inkubation mit anderen Methylxanthinen wie dem Theophyllin und Koffein. Alle diese Substanzen sind Phosphodieesteraseinhibitoren und bewirken eine Akkumulation von cyclischem AMP in der Zelle. Werden stimulierte Hepatomzellen direkt mit cAMP inkubiert, so führt auch dies zu einer konzentrations- und zeitabhängigen Reduktion der LBP Ausschüttung.

Obwohl der LBP Promoter über „cAMP responsive elements" (CREB) als Bindungsstellen verfügt, scheint der Hemmeffekt nicht über diese gesteuert zu sein, sondern über die Aktivierung der inhibitorisch wirksamen Gfi-Site. Mutationen dieser Site zeigten kein Ansprechen auf erhöhte cAMP-Spiegel mehr.

Aufgrund der herausragenden klinischen Bedeutung des LBP im Rahmen der Immunabwehr sowie der Genese der Sepsis, kommt der Kenntnis der Regulation der LBP Expression, allen voran einer Hemmung, eine wichtige Rolle zu. Dies kann dazu beitragen, den klinischen Verlauf infektiöser Geschehen zu beeinflussen, und bietet die Option neuer Therapiestrategien.

6 Verzeichnisse

6.1 Literaturverzeichnis

Aden, D. P., A. Fogel, S. Plotkin, I. Damjanov, B. B. Knowles (1979): Controlled synthesis of HBsAg in a differentiated human liver carcinoma-derived cell line, Nature (Band 282), Seite 615-6.

Aktin, E. (1960): The pathogenesis of fever, Physiol Rev, Seite 580-646.

Angus, D. C. und Wax, R. S. (2001): Epidemiology of sepsis: an update, Crit Care Med (Band 29), Nr. 7 Suppl, Seite S109-16.

Arbour, N. C.; Lorenz, E.; Schutte, B. C.; Zabner, J.; Kline, J. N.; Jones, M.; Frees, K.; Watt, J. L. und Schwartz, D. A. (2000): TLR4 mutations are associated with endotoxin hyporesponsiveness in humans, Nat Genet (Band 25), Nr. 2, Seite 187-91.

Aviado, D. M. und Dettelbach, H. R. (1984): Pharmacology of pentoxifylline, a hemorheologic agent for the treatment of intermittent claudication, Angiology (Band 35), Nr. 7, Seite 407-17.

Balk, R. A. (2000): Severe sepsis and septic shock. Definitions, epidemiology, and clinical manifestations, Crit Care Clin (Band 16), Nr. 2, Seite 179-92.

Baumann, H. und Gauldie, J. (1994): The acute phase response, Immunol Today (Band 15), Nr. 2, Seite 74-80.

Bazil, V. und Strominger, J. L. (1991): Shedding as a mechanism of down-modulation of CD14 on stimulated human monocytes, J Immunol (Band 147), Nr. 5, Seite 1567-74.

Benzakour, O.; Kanthou, C.; Dennehy, U.; al Haq, A.; Berg, L. P.; Kakkar, V. V. und Cooper, D. N. (1995): Evaluation of the use of the luciferase-reporter-gene system for gene- regulation studies involving cyclic AMP-elevating agents, Biochem J (Band 309), Nr. Pt 2, Seite 385-7.

Besedovsky, H.; del Rey, A.; Sorkin, E. und Dinarello, C. A. (1986): Immunoregulatory feedback between interleukin-1 and glucocorticoid hormones, Science (Band 233), Nr. 4764, Seite 652-4.

Beutler, B. (2003): Science review: key inflammatory and stress pathways in critical illness - the central role of the Toll-like receptors, Crit Care (Band 7), Nr. 1, Seite 39-46.

Beutler, B. und Poltorak, A. (2000): Positional cloning of Lps, and the general role of toll-like receptors in the innate immune response, Eur Cytokine Netw (Band 11), Nr. 2, Seite 143-52.

Bienvenu, J.; Coulon, L.; Barbier, Y.; Barbier, M.; Doche, C.; Lepape, A. und Guenounou, M. (1992): Study of pentoxifylline induced modulation of TNF alpha and interleukin- 6 secretion in healthy and septic patients by the use of an ex-vivo model on whole blood, Nouv Rev Fr Hematol (Band 34), Nr. Suppl, Seite S65-7.

Bienvenu, J.; Doche, C.; Gutowski, M. C.; Lenoble, M.; Lepape, A. und Perdrix, J. P. (1995): Production of proinflammatory cytokines and cytokines involved in the TH1/TH2 balance is modulated by pentoxifylline, J Cardiovasc Pharmacol (Band 25), Nr. Suppl 2, Seite S80-4.

Blaine, T. A.; Pollice, P. F.; Rosier, R. N.; Reynolds, P. R.; Puzas, J. E. und O'Keefe, R. J. (1997): Modulation of the production of cytokines in titanium-stimulated human peripheral blood monocytes by pharmacological agents. The role of cAMP- mediated signaling mechanisms, J Bone Joint Surg Am (Band 79), Nr. 10, Seite 1519-28.

Bogdan, C.; Vodovotz, Y. und Nathan, C. (1991): Macrophage deactivation by interleukin 10, J Exp Med (Band 174), Nr. 6, Seite 1549-55.

Boldt, J.; Brosch, C.; Lehmann, A.; Haisch, G.; Lang, J. und Isgro, F. (2001): Prophylactic use of pentoxifylline on inflammation in elderly cardiac surgery patients, Ann Thorac Surg (Band 71), Nr. 5, Seite 1524-9.

Bone, R. C. (1991): The pathogenesis of sepsis, Ann Intern Med (Band 115), Nr. 6, Seite 457-69.

Bone, R. C.; Grodzin, C. J. und Balk, R. A. (1997): Sepsis: a new hypothesis for pathogenesis of the disease process, Chest (Band 112), Nr. 1, Seite 235-43.

Bortz, J. Lienert, G.A. (2003): Kurzgefasste Statistik für die klinische Forschung (Band 2. Auflage), ,, Springer, Berlin,Heidelberg, New York,.

Brun-Buisson, C. (2000): The epidemiology of the systemic inflammatory response, Intensive Care Med (Band 26 Suppl 1), Seite S64-74.

Bufler, P.; Stiegler, G.; Schuchmann, M.; Hess, S.; Kruger, C.; Stelter, F.; Eckerskorn, C.; Schutt, C. und Engelmann, H. (1995): Soluble lipopolysaccharide receptor (CD14) is released via two different mechanisms from human monocytes and CD14 transfectants, Eur J Immunol (Band 25), Nr. 2, Seite 604-10.

Carswell, E. A.; Old, L. J.; Kassel, R. L.; Green, S.; Fiore, N. und Williamson, B. (1975): An endotoxin-induced serum factor that causes necrosis of tumors, Proc Natl Acad Sci U S A (Band 72), Nr. 9, Seite 3666-70.

Castell, J. V.; Gomez-Lechon, M. J.; David, M.; Andus, T.; Geiger, T.; Trullenque, R.; Fabra, R. und Heinrich, P. C. (1989): Interleukin-6 is the major regulator of acute phase protein synthesis in adult human hepatocytes, FEBS Lett (Band 242), Nr. 2, Seite 237-9.

Cinel, I. und Dellinger, R. P. (2007): Advances in pathogenesis and management of sepsis, Curr Opin Infect Dis (Band 20), Nr. 4, Seite 345-52.

Coimbra, R.; Melbostad, H.; Loomis, W.; Porcides, R. D.; Wolf, P.; Tobar, M. und Hoyt, D. B. (2006): LPS-induced acute lung injury is attenuated by phosphodiesterase inhibition: effects on proinflammatory mediators, metalloproteinases, NF-kappaB, and ICAM-1 expression, J Trauma (Band 60), Nr. 1, Seite 115-25.

Coimbra, R.; Melbostad, H.; Loomis, W.; Tobar, M. und Hoyt, D. B. (2005): Phosphodiesterase inhibition decreases nuclear factor-kappaB activation and shifts the cytokine response toward anti-inflammatory activity in acute endotoxemia, J Trauma (Band 59), Nr. 3, Seite 575-82.

Colotta, F.; Re, F.; Muzio, M.; Bertini, R.; Polentarutti, N.; Sironi, M.; Giri, J. G.; Dower, S. K.; Sims, J. E. und Mantovani, A. (1993): Interleukin-1 type II receptor: a decoy target for IL-1 that is regulated by IL-4, Science (Band 261), Nr. 5120, Seite 472-5.

Darlington, G. J.; Wilson, D. R. und Lachman, L. B. (1986): Monocyte-conditioned medium, interleukin-1, and tumor necrosis factor stimulate the acute phase response in human hepatoma cells in vitro, J Cell Biol (Band 103), Nr. 3, Seite 787-93.

Dentener, M. A.; Vreugdenhil, A. C.; Hoet, P. H.; Vernooy, J. H.; Nieman, F. H.; Heumann, D.; Janssen, Y. M.; Buurman, W. A. und Wouters, E. F. (2000): Production of the acute-phase protein lipopolysaccharide-binding protein by respiratory type II epithelial cells: implications for local defense to bacterial endotoxins, Am J Respir Cell Mol Biol (Band 23), Nr. 2, Seite 146-53.

Dhainaut, J. F.; Yan, S. B.; Cariou, A. und Mira, J. P. (2002): Soluble thrombomodulin, plasma-derived unactivated protein C, and recombinant human activated protein C in sepsis, Crit Care Med (Band 30), Nr. 5 Suppl, Seite S318-24.

Dinarello, C. A. (1989): Interleukin-1 and the effects of cyclooxygenase inhibitors on its biological activities, Bull N Y Acad Med (Band 65), Nr. 1, Seite 80-92.

Dinarello, C. A. (2005): Blocking IL-1 in systemic inflammation, J Exp Med (Band 201), Nr. 9, Seite 1355-9.

Du, X.; Poltorak, A.; Silva, M. und Beutler, B. (1999): Analysis of Tlr4-mediated LPS signal transduction in macrophages by mutational modification of the receptor, Blood Cells Mol Dis (Band 25), Nr. 5-6, Seite 328-38.

Durieux, J. J.; Vita, N.; Popescu, O.; Guette, F.; Calzada-Wack, J.; Munker, R.; Schmidt, R. E.; Lupker, J.; Ferrara, P.; Ziegler-Heitbrock, H. W. und et al. (1994): The two soluble forms of the lipopolysaccharide receptor, CD14: characterization and release by normal human monocytes, Eur J Immunol (Band 24), Nr. 9, Seite 2006-12.

Dziarski, R.; Wang, Q.; Miyake, K.; Kirschning, C. J. und Gupta, D. (2001): MD-2 enables Toll-like receptor 2 (TLR2)-mediated responses to lipopolysaccharide and enhances TLR2-mediated responses to Gram-positive and Gram-negative bacteria and their cell wall components, J Immunol (Band 166), Nr. 3, Seite 1938-44.

El Yacoubi, M.; Ledent, C.; Menard, J. F.; Parmentier, M.; Costentin, J. und Vaugeois, J. M. (2000): The stimulant effects of caffeine on locomotor behaviour in mice are mediated through its blockade of adenosine A(2A) receptors, Br J Pharmacol (Band 129), Nr. 7, Seite 1465-73.

Elsbach, P. und Weiss, J. (1993): The bactericidal/permeability-increasing protein (BPI), a potent element in host-defense against gram-negative bacteria and lipopolysaccharide, Immunobiology (Band 187), Nr. 3-5, Seite 417-29.

Endres, S.; Fulle, H. J.; Sinha, B.; Stoll, D.; Dinarello, C. A.; Gerzer, R. und Weber, P. C. (1991): Cyclic nucleotides differentially regulate the synthesis of tumour necrosis factor-alpha and interleukin-1 beta by human mononuclear cells, Immunology (Band 72), Nr. 1, Seite 56-60.

Exton, J. H. (1979): Regulation of gluconeogenesis by glucocorticoids, Monogr Endocrinol (Band 12), Seite 535-46.

Fattori, E.; Cappelletti, M.; Costa, P.; Sellitto, C.; Cantoni, L.; Carelli, M.; Faggioni, R.; Fantuzzi, G.; Ghezzi, P. und Poli, V. (1994): Defective inflammatory response in interleukin 6-deficient mice, J Exp Med (Band 180), Nr. 4, Seite 1243-50.

Faust, S. N.; Heyderman, R. S. und Levin, M. (2001): Coagulation in severe sepsis: a central role for thrombomodulin and activated protein C, Crit Care Med (Band 29), Nr. 7 Suppl, Seite S62-7; discussion S67-8.

Fearon, D. T. und Locksley, R. M. (1996): The instructive role of innate immunity in the acquired immune response, Science (Band 272), Nr. 5258, Seite 50-3.

Frey, E. A.; Miller, D. S.; Jahr, T. G.; Sundan, A.; Bazil, V.; Espevik, T.; Finlay, B. B. und Wright, S. D. (1992): Soluble CD14 participates in the response of cells to lipopolysaccharide, J Exp Med (Band 176), Nr. 6, Seite 1665-71.

Galea, E.; Reis, D. J.; Fox, E. S.; Xu, H. und Feinstein, D. L. (1996): CD14 mediate endotoxin induction of nitric oxide synthase in cultured brain glial cells, J Neuroimmunol (Band 64), Nr. 1, Seite 19-28.

Gallay, P.; Heumann, D.; Le Roy, D.; Barras, C. und Glauser, M. P. (1994): Mode of action of anti-lipopolysaccharide-binding protein antibodies for prevention of endotoxemic shock in mice, Proc Natl Acad Sci U S A (Band 91), Nr. 17, Seite 7922-6.

Ganapathi, M. K.; Schultz, D.; Mackiewicz, A.; Samols, D.; Hu, S. I.; Brabenec, A.; Macintyre, S. S. und Kushner, I. (1988): Heterogeneous nature of the acute phase response. Differential regulation of human serum amyloid A, C-reactive protein, and other acute phase proteins by cytokines in Hep 3B cells, J Immunol (Band 141), Nr. 2, Seite 564-9.

Gauldie, J.; Northemann, W. und Fey, G. H. (1990): IL-6 functions as an exocrine hormone in inflammation. Hepatocytes undergoing acute phase responses require exogenous IL-6, J Immunol (Band 144), Nr. 10, Seite 3804-8.

Gerard, C.; Bruyns, C.; Marchant, A.; Abramowicz, D.; Vandenabeele, P.; Delvaux, A.; Fiers, W.; Goldman, M. und Velu, T. (1993): Interleukin 10 reduces the release of tumor necrosis factor and prevents lethality in experimental endotoxemia, J Exp Med (Band 177), Nr. 2, Seite 547-50.

Gmeiner, J.; Luderitz, O. und Westphal, O. (1969): Biochemical studies on lipopolysaccharides of Salmonella R mutants. 6. Investigations on the structure of the lipid A component, Eur J Biochem (Band 7), Nr. 3, Seite 370-9.

Goyert, S. M.; Ferrero, E.; Rettig, W. J.; Yenamandra, A. K.; Obata, F. und Le Beau, M. M. (1988): The CD14 monocyte differentiation antigen maps to a region encoding growth factors and receptors, Science (Band 239), Nr. 4839, Seite 497-500.

Grube, B. J.; Cochane, C. G.; Ye, R. D.; Green, C. E.; McPhail, M. E.; Ulevitch, R. J. und Tobias, P. S. (1994): Lipopolysaccharide binding protein expression in primary human hepatocytes and HepG2 hepatoma cells, J Biol Chem (Band 269), Nr. 11, Seite 8477-82.

Hailman, E.; Albers, J. J.; Wolfbauer, G.; Tu, A. Y. und Wright, S. D. (1996): Neutralization and transfer of lipopolysaccharide by phospholipid transfer protein, J Biol Chem (Band 271), Nr. 21, Seite 12172-8.

Hallatschek, W. (2004): Die Regulation des humanen Lipopolysacharid Bindenden Proteins (hLBP), Dissertation, Mathematisch-Naturwissenschaftliche Fakultät I Humboldt-Universität zu Berlin, Berlin.

Hallatschek, W.; Fiedler, G.; Kirschning, C. J.; Creutzburg, F.; Lamping, N.; Nussler, A. und Schumann, R. R. (2004): Inhibition of hepatic transcriptional induction of lipopolysaccharide-binding protein by transforming-growth-factor beta 1, Eur J Immunol (Band 34), Nr. 5, Seite 1441-50.

Hampton, R. Y.; Golenbock, D. T.; Penman, M.; Krieger, M. und Raetz, C. R. (1991): Recognition and plasma clearance of endotoxin by scavenger receptors, Nature (Band 352), Nr. 6333, Seite 342-4.

Haziot, A.; Rong, G. W.; Silver, J. und Goyert, S. M. (1993): Recombinant soluble CD14 mediates the activation of endothelial cells by lipopolysaccharide, J Immunol (Band 151), Nr. 3, Seite 1500-7.

Heinrich, P. C.; Behrmann, I.; Muller-Newen, G.; Schaper, F. und Graeve, L. (1998): Interleukin-6-type cytokine signalling through the gp130/Jak/STAT pathway, Biochem J (Band 334), Nr. Pt 2, Seite 297-314.

Hibi, M.; Nakajima, K. und Hirano, T. (1996): IL-6 cytokine family and signal transduction: a model of the cytokine system, J Mol Med (Band 74), Nr. 1, Seite 1-12.

Hirano, T.; Suematsu, S.; Matsusaka, T.; Matsuda, T. und Kishimoto, T. (1992): The role of interleukin 6 in plasmacytomagenesis, Ciba Found Symp (Band 167), Seite 188-96.

Hoebe, K. H.; Gonzalez-Ramon, N.; Nijmeijer, S. M.; Witkamp, R. F.; van Leengoed, L. A.; van Miert, A. S. und Monshouwer, M. (2001): Differential effects of pentoxifylline on the hepatic inflammatory response in porcine liver cell cultures. Increase in inducible nitric oxide synthase expression, Biochem Pharmacol (Band 61), Nr. 9, Seite 1137-44.

Hoffmann, J. A.; Kafatos, F. C.; Janeway, C. A. und Ezekowitz, R. A. (1999): Phylogenetic perspectives in innate immunity, Science (Band 284), Nr. 5418, Seite 1313-8.

Hohenberger, P.; Latz, E.; Kettelhack, C.; Rezaei, A. H.; Schumann, R. und Schlag, P. M. (2003): Pentoxifyllin attenuates the systemic inflammatory response induced during isolated limb perfusion with recombinant human tumor necrosis factor-alpha and melphalan, Ann Surg Oncol (Band 10), Nr. 5, Seite 562-8.

Hohmann, H. P.; Brockhaus, M.; Baeuerle, P. A.; Remy, R.; Kolbeck, R. und van Loon, A. P. (1990): Expression of the types A and B tumor necrosis factor (TNF) receptors is independently regulated, and both receptors mediate activation of the transcription factor NF-kappa B. TNF alpha is not needed for induction of a biological effect via TNF receptors, J Biol Chem (Band 265), Nr. 36, Seite 22409-17.

Hong, J. H.; Chiang, C. S.; Campbell, I. L.; Sun, J. R.; Withers, H. R. und McBride, W. H. (1995): Induction of acute phase gene expression by brain irradiation, Int J Radiat Oncol Biol Phys (Band 33), Nr. 3, Seite 619-26.

Howell, L. L.; Coffin, V. L. und Spealman, R. D. (1997): Behavioral and physiological effects of xanthines in nonhuman primates, Psychopharmacology (Berl) (Band 129), Nr. 1, Seite 1-14.

Illi, B.; Puri, P.; Morgante, L.; Capogrossi, M. C. und Gaetano, C. (2000): Nuclear factor-kappaB and cAMP response element binding protein mediate opposite transcriptional effects on the Flk-1/KDR gene promoter, Circ Res (Band 86), Nr. 12, Seite E110-7.

Iwamoto, H.; Kozaki, K.; Nakamura, N.; Hama, K.; Narumi, K.; Matsuno, N.; Kuzuoka, K.; Taira, S.; Kihara, Y.; Uchiyama, M.; Takeuchi, H. und Nagao, T. (2002): Beneficial effects of pentoxifylline and propentofylline on the warm ischemic injury of rat livers, Transplant Proc (Band 34), Nr. 7, Seite 2677-8.

Janeway, C. A. (1989): Natural killer cells: a primitive immune system, Nature (Band 341), Nr. 6238, Seite 108.

Janeway, C. A., Jr. und Medzhitov, R. (1998): Introduction: the role of innate immunity in the adaptive immune response, Semin Immunol (Band 10), Nr. 5, Seite 349-50.

Jilg, S.; Barsig, J.; Leist, M.; Kusters, S.; Volk, H. D. und Wendel, A. (1996): Enhanced release of interleukin-10 and soluble tumor necrosis factor receptors as novel principles of methylxanthine action in murine models of endotoxic shock, J Pharmacol Exp Ther (Band 278), Nr. 1, Seite 421-31.

Johnson, G. B.; Brunn, G. J. und Platt, J. L. (2004): Cutting edge: an endogenous pathway to systemic inflammatory response syndrome (SIRS)-like reactions through Toll-like receptor 4, J Immunol (Band 172), Nr. 1, Seite 20-4.

Jungmann, R. A.; Constantinou, A. I.; Squinto, S. P.; Kwast-Welfeld, J. und Schweppe, J. S. (1986): Regulation of lactate dehydrogenase gene expression by cAMP-dependent protein kinase subunits, Ann N Y Acad Sci (Band 478), Seite 147-61.

Kirschning, C. J.; Unbehaun, A.; Fiedler, G.; Hallatschek, W.; Lamping, N.; Pfeil, D. und Schumann, R. R. (1997): The transcriptional activation pattern of lipopolysaccharide binding protein (LBP) involving transcription factors AP-1 and C/EBP beta, Immunobiology (Band 198), Nr. 1-3, Seite 124-35.

Kitchens, R. L. und Thompson, P. A. (2005): Modulatory effects of sCD14 and LBP on LPS-host cell interactions, J Endotoxin Res (Band 11), Nr. 4, Seite 225-9.

Kobayashi, M.; Saitoh, S.; Tanimura, N.; Takahashi, K.; Kawasaki, K.; Nishijima, M.; Fujimoto, Y.; Fukase, K.; Akashi-Takamura, S. und Miyake, K. (2006): Regulatory roles for MD-2 and TLR4 in ligand-induced receptor clustering, J Immunol (Band 176), Nr. 10, Seite 6211-8.

Kodama, T.; Freeman, M.; Rohrer, L.; Zabrecky, J.; Matsudaira, P. und Krieger, M. (1990): Type I macrophage scavenger receptor contains alpha-helical and collagen-like coiled coils, Nature (Band 343), Nr. 6258, Seite 531-5.

Kopf, M.; Baumann, H.; Freer, G.; Freudenberg, M.; Lamers, M.; Kishimoto, T.; Zinkernagel, R.; Bluethmann, H. und Kohler, G. (1994): Impaired immune and acute-phase responses in interleukin-6-deficient mice, Nature (Band 368), Nr. 6469, Seite 339-42.

Kox, W. J.; Volk, T.; Kox, S. N. und Volk, H. D. (2000): Immunomodulatory therapies in sepsis, Intensive Care Med (Band 26 Suppl 1), Seite S124-8.

Kozaki, K.; Egawa, H.; Bermudes, L.; Feduska, N. J.; So, S. und Esquivel, C. O. (1993): Pentoxifylline inhibits production of superoxide anion and tumor necrosis factor by Kupffer cells in rat liver preservation, Transplant Proc (Band 25), Nr. 6, Seite 3025-6.

Kozaki, K.; Egawa, H.; Bermudez, L.; Keefe, E. B.; So, S. K. und Esquivel, C. O. (1995): Effects of pentoxifylline pretreatment on Kupffer cells in rat liver transplantation, Hepatology (Band 21), Nr. 4, Seite 1079-82.

Krakauer, T. und Stiles, B. G. (1999): Pentoxifylline inhibits superantigen-induced toxic shock and cytokine release, Clin Diagn Lab Immunol (Band 6), Nr. 4, Seite 594-8.

Kroczek, R. A. (1993): Southern and northern analysis, J Chromatogr (Band 618), Nr. 1-2, Seite 133-45.

Lamping, N.; Dettmer, R.; Schroder, N. W.; Pfeil, D.; Hallatschek, W.; Burger, R. und Schumann, R. R. (1998): LPS-binding protein protects mice from septic shock caused by LPS or gram-negative bacteria, J Clin Invest (Band 101), Nr. 10, Seite 2065-71.

Lemaitre, B.; Nicolas, E.; Michaut, L.; Reichhart, J. M. und Hoffmann, J. A. (1996): The dorsoventral regulatory gene cassette spatzle/Toll/cactus controls the potent antifungal response in Drosophila adults, Cell (Band 86), Nr. 6, Seite 973-83.

Levi, M.; ten Cate, H.; van der Poll, T. und van Deventer, S. J. (1993): Pathogenesis of disseminated intravascular coagulation in sepsis, Jama (Band 270), Nr. 8, Seite 975-9.

Li, P.; Allen, H.; Banerjee, S.; Franklin, S.; Herzog, L.; Johnston, C.; McDowell, J.; Paskind, M.; Rodman, L.; Salfeld, J. und et al. (1995): Mice deficient in IL-1 beta-converting enzyme are defective in production of mature IL-1 beta and resistant to endotoxic shock, Cell (Band 80), Nr. 3, Seite 401-11.

Liu, Y.; Wei, S. H.; Ho, A. S.; de Waal Malefyt, R. und Moore, K. W. (1994): Expression cloning and characterization of a human IL-10 receptor, J Immunol (Band 152), Nr. 4, Seite 1821-9.

Loppnow, H.; Brade, H.; Durrbaum, I.; Dinarello, C. A.; Kusumoto, S.; Rietschel, E. T. und Flad, H. D. (1989): IL-1 induction-capacity of defined lipopolysaccharide partial structures, J Immunol (Band 142), Nr. 9, Seite 3229-38.

Lutticken, C.; Wegenka, U. M.; Yuan, J.; Buschmann, J.; Schindler, C.; Ziemiecki, A.; Harpur, A. G.; Wilks, A. F.; Yasukawa, K.; Taga, T. und et al. (1994): Association of transcription factor APRF and protein kinase Jak1 with the interleukin-6 signal transducer gp130, Science (Band 263), Nr. 5143, Seite 89-92.

Mackiewicz, A.; Speroff, T.; Ganapathi, M. K. und Kushner, I. (1991): Effects of cytokine combinations on acute phase protein production in two human hepatoma cell lines, J Immunol (Band 146), Nr. 9, Seite 3032-7.

Marchant, A.; Bruyns, C.; Vandenabeele, P.; Ducarme, M.; Gerard, C.; Delvaux, A.; De Groote, D.; Abramowicz, D.; Velu, T. und Goldman, M. (1994): Interleukin-10 controls interferon-gamma and tumor necrosis factor production during experimental endotoxemia, Eur J Immunol (Band 24), Nr. 5, Seite 1167-71.

Marshall, J. C. (2001): Inflammation, coagulopathy, and the pathogenesis of multiple organ dysfunction syndrome, Crit Care Med (Band 29), Nr. 7 Suppl, Seite S99-106.

Matsuda, N. und Hattori, Y. (2006): Systemic inflammatory response syndrome (SIRS): molecular pathophysiology and gene therapy, J Pharmacol Sci (Band 101), Nr. 3, Seite 189-98.

Means, T. K.; Golenbock, D. T. und Fenton, M. J. (2000): Structure and function of Toll-like receptor proteins, Life Sci (Band 68), Nr. 3, Seite 241-58.

Medzhitov, R. und Janeway, C. A., Jr. (1997): Innate immunity: impact on the adaptive immune response, Curr Opin Immunol (Band 9), Nr. 1, Seite 4-9.

Medzhitov, R. und Janeway, C., Jr. (2000): Innate immunity, N Engl J Med (Band 343), Nr. 5, Seite 338-44.

Medzhitov, R.; Preston-Hurlburt, P. und Janeway, C. A., Jr. (1997): A human homologue of the Drosophila Toll protein signals activation of adaptive immunity, Nature (Band 388), Nr. 6640, Seite 394-7.

Medzhitov, R.; Preston-Hurlburt, P.; Kopp, E.; Stadlen, A.; Chen, C.; Ghosh, S. und Janeway, C. A., Jr. (1998): MyD88 is an adaptor protein in the hToll/IL-1 receptor family signaling pathways, Mol Cell (Band 2), Nr. 2, Seite 253-8.

Merriman, C. R.; Pulliam, L. A. und Kampschmidt, R. F. (1977): Comparison of leukocytic pyrogen and leukocytic endogenous mediator, Proc Soc Exp Biol Med (Band 154), Nr. 2, Seite 224-7.

Miyake, K. (2006): Roles for accessory molecules in microbial recognition by Toll-like receptors, J Endotoxin Res (Band 12), Nr. 4, Seite 195-204.

Monshouwer, M.; McLellan, R. A.; Delaporte, E.; Witkamp, R. F.; van Miert, A. S. und Renton, K. W. (1996): Differential effect of pentoxifylline on lipopolysaccharide-induced downregulation of cytochrome P450, Biochem Pharmacol (Band 52), Nr. 8, Seite 1195-200.

Muegge, K.; Vila, M.; Gusella, G. L.; Musso, T.; Herrlich, P.; Stein, B. und Durum, S. K. (1993): Interleukin 1 induction of the c-jun promoter, Proc Natl Acad Sci U S A (Band 90), Nr. 15, Seite 7054-8.

Nakabayashi, H.; Taketa, K.; Miyano, K.; Yamane, T. und Sato, J. (1982): Growth of human hepatoma cells lines with differentiated functions in chemically defined medium, Cancer Res (Band 42), Nr. 9, Seite 3858-63.

Natanson, C.; Hoffman, W. D.; Suffredini, A. F.; Eichacker, P. Q. und Danner, R. L. (1994): Selected treatment strategies for septic shock based on proposed mechanisms of pathogenesis, Ann Intern Med (Band 120), Nr. 9, Seite 771-83.

Nathan, C. F. (1987): Secretory products of macrophages, J Clin Invest (Band 79), Nr. 2, Seite 319-26.

Naumann, M. und Scheidereit, C. (1994): Activation of NF-kappa B in vivo is regulated by multiple phosphorylations, Embo J (Band 13), Nr. 19, Seite 4597-607.

Nelson, J. L.; Alexander, J. W.; Mao, J. X.; Vohs, T. und Ogle, C. K. (1999): Effect of pentoxifylline on survival and intestinal cytokine messenger RNA transcription in a rat model of ongoing peritoneal sepsis, Crit Care Med (Band 27), Nr. 1, Seite 113-9.

Nystrom, P. O. (1998): The systemic inflammatory response syndrome: definitions and aetiology, J Antimicrob Chemother (Band 41 Suppl A), Seite 1-7.

Opal, S. M.; Scannon, P. J.; Vincent, J. L.; White, M.; Carroll, S. F.; Palardy, J. E.; Parejo, N. A.; Pribble, J. P. und Lemke, J. H. (1999): Relationship between plasma levels of lipopolysaccharide (LPS) and LPS-binding protein in patients with severe sepsis and septic shock, J Infect Dis (Band 180), Nr. 5, Seite 1584-9.

Perlmutter, D. H. und Colten, H. R. (1986): Molecular immunobiology of complement biosynthesis: a model of single-cell control of effector-inhibitor balance, Annu Rev Immunol (Band 4), Seite 231-51.

Pittet, D.; Rangel-Frausto, S.; Li, N.; Tarara, D.; Costigan, M.; Rempe, L.; Jebson, P. und Wenzel, R. P. (1995): Systemic inflammatory response syndrome, sepsis, severe sepsis and septic shock: incidence, morbidities and outcomes in surgical ICU patients, Intensive Care Med (Band 21), Nr. 4, Seite 302-9.

Poltorak, A.; He, X.; Smirnova, I.; Liu, M. Y.; Huffel, C. V.; Du, X.; Birdwell, D.; Alejos, E.; Silva, M.; Galanos, C.; Freudenberg, M.; Ricciardi-Castagnoli, P.; Layton, B. und Beutler, B. (1998): Defective LPS signaling in C3H/HeJ and C57BL/10ScCr mice: mutations in Tlr4 gene, Science (Band 282), Nr. 5396, Seite 2085-8.

Porter, M. H.; Hrupka, B. J.; Altreuther, G.; Arnold, M. und Langhans, W. (2000): Inhibition of TNF-alpha production contributes to the attenuation of LPS-induced hypophagia by pentoxifylline, Am J Physiol Regul Integr Comp Physiol (Band 279), Nr. 6, Seite R2113-20.

Prigent, H.; Maxime, V. und Annane, D. (2004): Clinical review: corticotherapy in sepsis, Crit Care (Band 8), Nr. 2, Seite 122-9.

Pugin, J.; Heumann, I. D.; Tomasz, A.; Kravchenko, V. V.; Akamatsu, Y.; Nishijima, M.; Glauser, M. P.; Tobias, P. S. und Ulevitch, R. J. (1994): CD14 is a pattern recognition receptor, Immunity (Band 1), Nr. 6, Seite 509-16.

Pugin, J.; Schurer-Maly, C. C.; Leturcq, D.; Moriarty, A.; Ulevitch, R. J. und Tobias, P. S. (1993): Lipopolysaccharide activation of human endothelial and epithelial cells is mediated by lipopolysaccharide-binding protein and soluble CD14, Proc Natl Acad Sci U S A (Band 90), Nr. 7, Seite 2744-8.

Qureshi, S. T.; Gros, P. und Malo, D. (1999a): Host resistance to infection: genetic control of lipopolysaccharide responsiveness by TOLL-like receptor genes, Trends Genet (Band 15), Nr. 8, Seite 291-4.

Qureshi, S. T.; Lariviere, L.; Leveque, G.; Clermont, S.; Moore, K. J.; Gros, P. und Malo, D. (1999b): Endotoxin-tolerant mice have mutations in Toll-like receptor 4 (Tlr4), J Exp Med (Band 189), Nr. 4, Seite 615-25.

Rangel-Frausto, M. S. (1999): The epidemiology of bacterial sepsis, Infect Dis Clin North Am (Band 13), Nr. 2, Seite 299-312, vii.

Rangel-Frausto, M. S.; Pittet, D.; Costigan, M.; Hwang, T.; Davis, C. S. und Wenzel, R. P. (1995): The natural history of the systemic inflammatory response syndrome (SIRS). A prospective study, Jama (Band 273), Nr. 2, Seite 117-23.

Ray, A.; LaForge, K. S. und Sehgal, P. B. (1990): On the mechanism for efficient repression of the interleukin-6 promoter by glucocorticoids: enhancer, TATA box, and RNA start site (Inr motif) occlusion, Mol Cell Biol (Band 10), Nr. 11, Seite 5736-46.

Reinhart, K. und Karzai, W. (2001): Anti-tumor necrosis factor therapy in sepsis: update on clinical trials and lessons learned, Crit Care Med (Band 29), Nr. 7 Suppl, Seite S121-5.

Rensing, H. und Bauer, M. (2001): [Multiple organ failure. Mechanisms, clinical manifestations and treatment strategies], Anaesthesist (Band 50), Nr. 11, Seite 819-41.

Ridings, P. C.; Windsor, A. C.; Sugerman, H. J.; Kennedy, E.; Sholley, M. M.; Blocher, C. R.; Fisher, B. J. und Fowler, A. A. (1994): Beneficial cardiopulmonary effects of pentoxifylline in experimental sepsis are lost once septic shock is established, Arch Surg (Band 129), Nr. 11, Seite 1144-52.

Rietschel, E. T.; Brade, H.; Brade, L.; Brandenburg, K.; Schade, U.; Seydel, U.; Zahringer, U.; Galanos, C.; Luderitz, O.; Westphal, O. und et al. (1987): Lipid A, the endotoxic center of bacterial lipopolysaccharides: relation of chemical structure to biological activity, Prog Clin Biol Res (Band 231), Seite 25-53.

Rinaldo, J. E.; Gorry, M.; Strieter, R.; Cowan, H.; Abdolrasulnia, R. und Shepherd, V. (1990): Effect of endotoxin-induced cell injury on 70-kD heat shock proteins in bovine lung endothelial cells, Am J Respir Cell Mol Biol (Band 3), Nr. 3, Seite 207-16.

Rodel, B.; Tavassoli, K.; Karsunky, H.; Schmidt, T.; Bachmann, M.; Schaper, F.; Heinrich, P.; Shuai, K.; Elsasser, H. P. und Moroy, T. (2000): The zinc finger protein Gfi-1 can enhance STAT3 signaling by interacting with the STAT3 inhibitor PIAS3, Embo J (Band 19), Nr. 21, Seite 5845-55.

Schandene, L.; Vandenbussche, P.; Crusiaux, A.; Alegre, M. L.; Abramowicz, D.; Dupont, E.; Content, J. und Goldman, M. (1992): Differential effects of pentoxifylline on the production of tumour necrosis factor-alpha (TNF-alpha) and interleukin-6 (IL-6) by monocytes and T cells, Immunology (Band 76), Nr. 1, Seite 30-4.

Schroder, N. W. und Schumann, R. R. (2005): Single nucleotide polymorphisms of Toll-like receptors and susceptibility to infectious disease, Lancet Infect Dis (Band 5), Nr. 3, Seite 156-64.

Schumann, R. R.; Kirschning, C. J.; Unbehaun, A.; Aberle, H. P.; Knope, H. P.; Lamping, N.; Ulevitch, R. J. und Herrmann, F. (1996a): The lipopolysaccharide-binding protein is a secretory class 1 acute- phase protein whose gene is transcriptionally activated by APRF/STAT/3 and other cytokine-inducible nuclear proteins, Mol Cell Biol (Band 16), Nr. 7, Seite 3490-503.

Schumann, R. R.; Lamping, N.; Kirschning, C.; Knopf, H. P.; Hoess, A. und Herrmann, F. (1994a): Lipopolysaccharide binding protein: its role and therapeutical potential in inflammation and sepsis, Biochem Soc Trans (Band 22), Nr. 1, Seite 80-2.

Schumann, R. R.; Leong, S. R.; Flaggs, G. W.; Gray, P. W.; Wright, S. D.; Mathison, J. C.; Tobias, P. S. und Ulevitch, R. J. (1990): Structure and function of lipopolysaccharide binding protein, Science (Band 249), Nr. 4975, Seite 1429-31.

Schumann, R. R.; Pfeil, D.; Lamping, N.; Kirschning, C.; Scherzinger, G.; Schlag, P.; Karawajew, L. und Herrmann, F. (1996b): Lipopolysaccharide induces the rapid tyrosine phosphorylation of the mitogen-activated protein kinases erk-1 and p38 in cultured human vascular endothelial cells requiring the presence of soluble CD14, Blood (Band 87), Nr. 7, Seite 2805-14.

Schumann, R. R.; Rietschel, E. T. und Loppnow, H. (1994b): The role of CD14 and lipopolysaccharide-binding protein (LBP) in the activation of different cell types by endotoxin, Med Microbiol Immunol (Berl) (Band 183), Nr. 6, Seite 279-97.

Schumann, R. R. und Zweigner, J. (1999): A novel acute-phase marker: lipopolysaccharide binding protein (LBP), Clin Chem Lab Med (Band 37), Nr. 3, Seite 271-4.

Semmler, J.; Gebert, U.; Eisenhut, T.; Moeller, J.; Schonharting, M. M.; Allera, A. und Endres, S. (1993): Xanthine derivatives: comparison between suppression of tumour necrosis factor-alpha production and inhibition of cAMP phosphodiesterase activity, Immunology (Band 78), Nr. 4, Seite 520-5.

Seybold, J.; Thomas, D.; Witzenrath, M.; Boral, S.; Hocke, A. C.; Burger, A.; Hatzelmann, A.; Tenor, H.; Schudt, C.; Krull, M.; Schutte, H.; Hippenstiel, S. und Suttorp, N. (2005): Tumor necrosis factor-alpha-dependent expression of phosphodiesterase 2: role in endothelial hyperpermeability, Blood (Band 105), Nr. 9, Seite 3569-76.

Shimazu, R.; Akashi, S.; Ogata, H.; Nagai, Y.; Fukudome, K.; Miyake, K. und Kimoto, M. (1999): MD-2, a molecule that confers lipopolysaccharide responsiveness on Toll- like receptor 4, J Exp Med (Band 189), Nr. 11, Seite 1777-82.

Short, M. L.; Huang, D.; Milkowski, D. M.; Short, S.; Kunstman, K.; Soong, C. J.; Chung, K. C. und Jungmann, R. A. (1994): Analysis of the rat lactate dehydrogenase A subunit gene promoter/regulatory region, Biochem J (Band 304), Nr. Pt 2, Seite 391-8.

Simpson, R. J.; Hammacher, A.; Smith, D. K.; Matthews, J. M. und Ward, L. D. (1997): Interleukin-6: structure-function relationships, Protein Sci (Band 6), Nr. 5, Seite 929-55.

Spriggs, D. R.; Deutsch, S. und Kufe, D. W. (1992): Genomic structure, induction, and production of TNF-alpha, Immunol Ser (Band 56), Seite 3-34.

Staubach, K. H.; Schroder, J.; Stuber, F.; Gehrke, K.; Traumann, E. und Zabel, P. (1998): Effect of pentoxifylline in severe sepsis: results of a randomized, double-blind, placebo-controlled study, Arch Surg (Band 133), Nr. 1, Seite 94-100.

Staudinger, T.; Presterl, E.; Graninger, W.; Locker, G. J.; Knapp, S.; Laczika, K.; Klappacher, G.; Stoiser, B.; Wagner, A.; Tesinsky, P.; Kordova, H. und Frass, M. (1996): Influence of pentoxifylline on cytokine levels and inflammatory parameters in septic shock, Intensive Care Med (Band 22), Nr. 9, Seite 888-93.

Suwanichkul, A.; DePaolis, L. A.; Lee, P. D. und Powell, D. R. (1993): Identification of a promoter element which participates in cAMP-stimulated expression of human insulin-like growth factor-binding protein-1, J Biol Chem (Band 268), Nr. 13, Seite 9730-6.

Tilg, H.; Eibl, B.; Pichl, M.; Gachter, A.; Herold, M.; Brankova, J.; Huber, C. und Niederwieser, D. (1993): Immune response modulation by pentoxifylline in vitro, Transplantation (Band 56), Nr. 1, Seite 196-201.

Tilg, H.; Trehu, E.; Atkins, M. B.; Dinarello, C. A. und Mier, J. W. (1994): Interleukin-6 (IL-6) as an anti-inflammatory cytokine: induction of circulating IL-1 receptor antagonist and soluble tumor necrosis factor receptor p55, Blood (Band 83), Nr. 1, Seite 113-8.

Umpleby, A. M. und Russell-Jones, D. L. (1996): The hormonal control of protein metabolism, Baillieres Clin Endocrinol Metab (Band 10), Nr. 4, Seite 551-70.

van Dissel, J. T.; van Langevelde, P.; Westendorp, R. G.; Kwappenberg, K. und Frolich, M. (1998): Anti-inflammatory cytokine profile and mortality in febrile patients, Lancet (Band 351), Nr. 9107, Seite 950-3.

van Furth, A. M.; Seijmonsbergen, E. M.; Langermans, J. A.; van der Meide, P. H. und van Furth, R. (1995): Effect of xanthine derivates and dexamethasone on Streptococcus pneumoniae-stimulated production of tumor necrosis factor alpha, interleukin-1 beta (IL-1 beta), and IL-10 by human leukocytes, Clin Diagn Lab Immunol (Band 2), Nr. 6, Seite 689-92.

Vincent, J. L.; Taccone, F. und Schmit, X. (2007): Classification, incidence, and outcomes of sepsis and multiple organ failure, Contrib Nephrol (Band 156), Seite 64-74.

Visintin, A.; Mazzoni, A.; Spitzer, J. A. und Segal, D. M. (2001): Secreted MD-2 is a large polymeric protein that efficiently confers lipopolysaccharide sensitivity to Toll-like receptor 4, Proc Natl Acad Sci U S A (Band 98), Nr. 21, Seite 12156-61.

Voisin, L.; Breuille, D.; Ruot, B.; Ralliere, C.; Rambourdin, F.; Dalle, M. und Obled, C. (1998): Cytokine modulation by PX differently affects specific acute phase proteins during sepsis in rats, Am J Physiol (Band 275), Nr. 5 Pt 2, Seite R1412-9.

Vreugdenhil, A. C.; Dentener, M. A.; Snoek, A. M.; Greve, J. W. und Buurman, W. A. (1999): Lipopolysaccharide binding protein and serum amyloid A secretion by human intestinal epithelial cells during the acute phase response, J Immunol (Band 163), Nr. 5, Seite 2792-8.

Wallach, D.; Varfolomeev, E. E.; Malinin, N. L.; Goltsev, Y. V.; Kovalenko, A. V. und Boldin, M. P. (1999): Tumor necrosis factor receptor and Fas signaling mechanisms, Annu Rev Immunol (Band 17), Seite 331-67.

Wan, Y.; Freeswick, P. D.; Khemlani, L. S.; Kispert, P. H.; Wang, S. C.; Su, G. L. und Billiar, T. R. (1995): Role of lipopolysaccharide (LPS), interleukin-1, interleukin-6, tumor necrosis factor, and dexamethasone in regulation of LPS-binding protein expression in normal hepatocytes and hepatocytes from LPS-treated rats, Infect Immun (Band 63), Nr. 7, Seite 2435-42.

Ward, A. und Clissold, S. P. (1987): Pentoxifylline. A review of its pharmacodynamic and pharmacokinetic properties, and its therapeutic efficacy, Drugs (Band 34), Nr. 1, Seite 50-97.

Westphal, O.; Luderitz, O.; Rietschel, E. T. und Galanos, C. (1981): Bacterial lipopolysaccharide and its lipid A component: some historical and some current aspects, Biochem Soc Trans (Band 9), Nr. 3, Seite 191-5.

Wolk, K.; Witte, E.; Hoffmann, U.; Doecke, W. D.; Endesfelder, S.; Asadullah, K.; Sterry, W.; Volk, H. D.; Wittig, B. M. und Sabat, R. (2007): IL-22 induces lipopolysaccharide-binding protein in hepatocytes: a potential systemic role of IL-22 in Crohn's disease, J Immunol (Band 178), Nr. 9, Seite 5973-81.

Wright, S. D.; Ramos, R. A.; Tobias, P. S.; Ulevitch, R. J. und Mathison, J. C. (1990): CD14, a receptor for complexes of lipopolysaccharide (LPS) and LPS binding protein, Science (Band 249), Nr. 4975, Seite 1431-3.

Wright, S. D.; Tobias, P. S.; Ulevitch, R. J. und Ramos, R. A. (1989): Lipopolysaccharide (LPS) binding protein opsonizes LPS-bearing particles for recognition by a novel receptor on macrophages, J Exp Med (Band 170), Nr. 4, Seite 1231-41.

Wu, C. C.; Liao, M. H.; Chen, S. J. und Yen, M. H. (1999): Pentoxifylline improves circulatory failure and survival in murine models of endotoxaemia, Eur J Pharmacol (Band 373), Nr. 1, Seite 41-9.

Wurfel, M. M.; Hailman, E. und Wright, S. D. (1995): Soluble CD14 acts as a shuttle in the neutralization of lipopolysaccharide (LPS) by LPS-binding protein and reconstituted high density lipoprotein, J Exp Med (Band 181), Nr. 5, Seite 1743-54.

Wurfel, M. M.; Kunitake, S. T.; Lichenstein, H.; Kane, J. P. und Wright, S. D. (1994): Lipopolysaccharide (LPS)-binding protein is carried on lipoproteins and acts as a cofactor in the neutralization of LPS, J Exp Med (Band 180), Nr. 3, Seite 1025-35.

Wurfel, M. M.; Monks, B. G.; Ingalls, R. R.; Dedrick, R. L.; Delude, R.; Zhou, D.; Lamping, N.; Schumann, R. R.; Thieringer, R.; Fenton, M. J.; Wright, S. D. und Golenbock, D. (1997): Targeted deletion of the lipopolysaccharide (LPS)-binding protein gene leads to profound suppression of LPS responses ex vivo, whereas in vivo responses remain intact, J Exp Med (Band 186), Nr. 12, Seite 2051-6.

Yang, S.; Zhou, M.; Koo, D. J.; Chaudry, I. H. und Wang, P. (1999): Pentoxifylline prevents the transition from the hyperdynamic to hypodynamic response during sepsis, Am J Physiol (Band 277), Nr. 3 Pt 2, Seite H1036-44.

Zabel, P. und Schade, F. U. (1993): [Therapeutic strategies against mediators of septic shock], Immun Infekt (Band 21), Nr. 2, Seite 45-50.

Zabel, P.; Schonharting, M. M.; Schade, U. F. und Schlaak, M. (1991): Effects of pentoxifylline in endotoxinemia in human volunteers, Prog Clin Biol Res (Band 367), Seite 207-13.

Zabel, P.; Wolter, D. T.; Schonharting, M. M. und Schade, U. F. (1989): Oxpentifylline in endotoxaemia, Lancet (Band 2), Nr. 8678-8679, Seite 1474-7.

Zacharowski, K.; Zacharowski, P. A.; Koch, A.; Baban, A.; Tran, N.; Berkels, R.; Papewalis, C.; Schulze-Osthoff, K.; Knuefermann, P.; Zahringer, U.; Schumann, R. R.; Rettori, V.; McCann, S. M. und Bornstein, S. R. (2006): Toll-like receptor 4 plays a crucial role in the immune-adrenal response to systemic inflammatory response syndrome, Proc Natl Acad Sci U S A (Band 103), Nr. 16, Seite 6392-7.

Zahringer, U.; Lindner, B. und Rietschel, E. T. (1994): Molecular structure of lipid A, the endotoxic center of bacterial lipopolysaccharides, Adv Carbohydr Chem Biochem (Band 50), Seite 211-76.

Zen, K.; Karsan, A.; Stempien-Otero, A.; Yee, E.; Tupper, J.; Li, X.; Eunson, T.; Kay, M. A.; Wilson, C. B.; Winn, R. K. und Harlan, J. M. (1999): NF-kappaB activation is required for human endothelial survival during exposure to tumor necrosis factor-alpha but not to interleukin-1beta or lipopolysaccharide, J Biol Chem (Band 274), Nr. 40, Seite 28808-15.

Zweidler-Mckay, P. A.; Grimes, H. L.; Flubacher, M. M. und Tsichlis, P. N. (1996): Gfi-1 encodes a nuclear zinc finger protein that binds DNA and functions as a transcriptional repressor, Mol Cell Biol (Band 16), Nr. 8, Seite 4024-34.

Zweigner, J.; Gramm, H. J.; Singer, O. C.; Wegscheider, K. und Schumann, R. R. (2001): High concentrations of lipopolysaccharide-binding protein in serum of patients with severe sepsis or septic shock inhibit the lipopolysaccharide response in human monocytes, Blood (Band 98), Nr. 13, Seite 3800-3808.

6.2 Abbildungsverzeichnis

Abbildung 1: Chemische Struktur von LPS 11
Abbildung 2: Wirkungsmechanismus von Xanthinderivaten 31
Abbildung 3: Strukturformeln der Xanthinderivate
 (A): Pentoxifyllin (B): Theophyllin (C): Koffein 33
Abbildung 4: LDH-Bestimmung im Überstand als Toxizitätstest 57
Abbildung 5: Proteinbestimmung als Toxizitätstest 59
Abbildung 6: Hemmeffekte des Pentoxifyllin im h-LBP ELISA 62
Abbildung 7: Relative Hemmung der LBP Expression im h-LBP ELISA ... 63
Abbildung 8: Kinetik im h-LBP ELISA (I) 64
Abbildung 9: Kinetik im h-LBP ELISA (II) 65
Abbildung 10: Einfluss der Phosphodiesteraseinhibitoren Pentoxifyllin
 und Theophyllin auf die LBP Synthese von Hepatomzellen .. 66
Abbildung 11: Einfluss von Bt_2cAMP auf die LBP Expression im h-LBP
 ELISA 68
Abbildung 12: Einfluss von Pentoxifyllin auf stimulierte A549
 im h-LBP ELISA 69
Abbildung 13: Quotient Luci–Betagal nach Inkubation stimulierter Zellen
 mit Pentoxifyllin 71
Abbildung 14: Hemmeffekt von Theophyllin auf den LBP Promoter nach
 Inkubation mit Theophyllin 73
Abbildung 15: Hemmeffekt auf den LBP Promoter nach Inkubation
 mit Koffein 74
Abbildung 16: Hemmeffekt auf den LBP Promoter nach Inkubation
 mit Bt_2cAMP 75
Abbildung 17: Quotient Luci-Betagal, Trunkationen pro 6 und pro 7 77
Abbildung 18: Relative Werte der Trunkationen 78
Abbildung 19: Bindungsstellen und Trunkationen auf dem LBP Promoter ... 79

Abbildung 20: Quotient Luci-Betagal nach Deletion der NF-kappa B-Site... 81
Abbildung 21: Relative Werte der Hemmeffekte nach Transfektion der HuH-7 mit anschließender Stimulation und Inkubation mit Pentoxifyllin 82
Abbildung 22: Trunkationen AP1 und KBwt 83
Abbildung 23: Quotient Luci-Betagal des vollständigen Promoters nach Mutation der Gfi-Site 85
Abbildung 24: Quotient Luci-Betagal des trunkierten Promoters nach Mutation der Gfi-Site 86

6.3 Tabellenverzeichnis

Tabelle 1: Sequenz des LBP Promotors und untersuchter
    TF-Bindungsstellen 26
Tabelle 2: Kommerziell erworbene komplette Assays („Kits") 35
Tabelle 3: Verwendete Zelllinien 36
Tabelle 4: Sterilfiltration 39
Tabelle 5: Herstellung der Puffer 44

6.4 Abkürzungsverzeichnis

A	Adenosinrezeptor	ELISA	Enzyme-Linked-Immunosorbent-Assay
AK	Antikörper		
AMP	Adenosin Mono Phosphat	FKS	Fetales Kälber Serum
AP	Activator Proteins	GCRE	Glucocorticoid Responsive Element
APP	Akute Phase Protein		
APR	Akute Phase Reaktion	GFI	Growth factor independence
APRE	Acute Phase Regulatory Element		
		GM CSF	Granulocyte Macrophage Colony Stimulating Factor
ATP	Adenosin Tri Phosphat		
Bp	Basenpaare	GPI	Glyco Phosphatidyl Inositol
BPI	Bacterial Permeability Increasing Protein		
		H	human
Bt$_2$cAMP	Dibuturyl cyclic AMP	HCL	Salzsäure
cAMP	Cyclisches Adenosin-Mono-Phosphat	HDL	High destiny Lipoptoteine
		HLA	Humanes Leukozyten Antigen
CD	Cluster of Differentation		
C/EBP	C/enhancer binding proteins	HSP	Heat Shock Protein
		ICE	Interleukin Converting Enzyme
CNTF	Ciliary Neutrophic Factor		
CR	Komplement Rezeptor	IL	Interleukin
CREB	cAMP-responsive-element-binding-sites	IFN	Interferon
		Jak	Janus Kinase
CRP	C-reaktives Protein	kD	Kilo Dalton
DEX	Dexamethason	Kdo	Ketodesoxyoctonsäure
DIC	Disseminierte Intravasale Gerinnung	LB	Luria Betani
		LBP	Lipid Bindendes Protein

LDH	Laktatdehydrogenase	PTX	Pentoxifyllin
LDL	Low destiny Lipoproteine	R	Rezeptor
LIF	Leukemia Inhibitory Factor	Ra	Rezeptor Antagonist
		RLA	Relative Luciferaseaktivität
LPS	Lipopolysaccharid		
LRR	Leucin Rich Repeat	RPMI	Roswell Park Memorial Institute
LTA	Lipoteichonsäure		
MAPK	Mitogen Activated Protein Kinase	SAA	Serumamyloid A
		SCD	Soluble Cluster of Differentiation
MEM	Minimal Essential Medium		
		SIRS	Systemic inflammatory response syndrome
MHC	Major Histocompatibility Complex		
		SNAG	Snail/Gfi-1
M	Molar		
MOV	Multiorganversagen	STAT	Signal transducers and activators of transcription
NF	Nuclear Factor		
OD	Optische Dichte		
OSM	Onkostatin M	TACE	TNF-alpha Converting Enzyme
OPD	O-Phenylendiamid-Dihydrochlorid		
		TF	Transkriptionsfaktor
pAVK	periphere arterielle Durchblutungsstörung	TGF	Transforming growth factor
PBS	Phosphate Buffered Saline	THPH	Theophyllin
PCR	Polymerase-Kettenreaktion	TLR	Toll Like Receptor
		TNF	Tumornekrosefaktor
PG	Peptidoglycan	TRAIL	TNF Related Apoptosis Inducing Ligand
PRR	Pattern Recognition Receptors		

7 Danksagung

Die Arbeit entstand im Rahmen einer Dissertation an der klinischen Fakultät Charité-Universitätsmedizin Berlin.

Ich danke Herr Prof. Dr. R. Schumann für die interessante Fragestellung sowie die Sicherung der Finanzierung der Experimente. Danke allen Mitgliedern der Arbeitsgruppe Schumann für das angenehme Arbeitsklima, Hilfestellungen, Anregungen und meist konstruktive Kritik. Mein besonderer Dank gilt Fränzi Creuzburg und Dr. Werner Hallatschek für ihre theoretische sowie praktische Unterstützung bei der Umsetzung der Arbeit und die hervorragende Zusammenarbeit. Herzlichen Dank auch Babett Huwald, Thomas Laepple und Andreas Schröder.

Ferner gilt mein Dank allen Mitarbeitern des Institutes für Mikrobiologie, Charité, indem die Arbeit durchgeführt wurde, für die freundlich gewährte Mitnutzung von Räumen und Geräten.

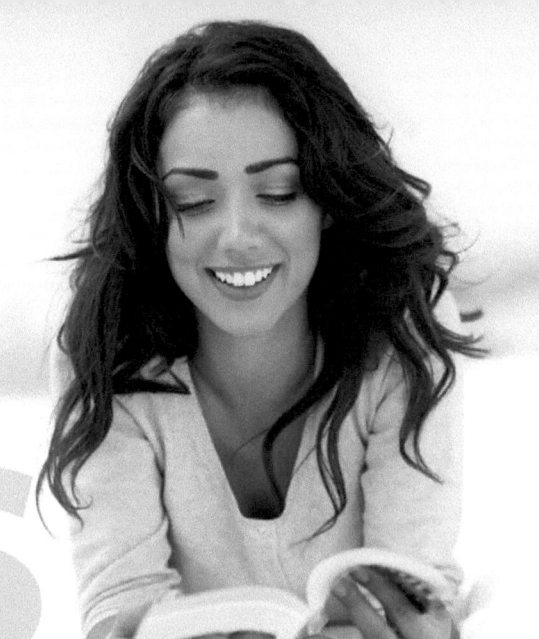

i want morebooks!

Buy your books fast and straightforward online - at one of world's fastest growing online book stores! Environmentally sound due to Print-on-Demand technologies.

Buy your books online at
www.get-morebooks.com

Kaufen Sie Ihre Bücher schnell und unkompliziert online – auf einer der am schnellsten wachsenden Buchhandelsplattformen weltweit! Dank Print-On-Demand umwelt- und ressourcenschonend produziert.

Bücher schneller online kaufen
www.morebooks.de

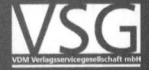

VDM Verlagsservicegesellschaft mbH
Heinrich-Böcking-Str. 6-8
D - 66121 Saarbrücken

Telefon: +49 681 3720 174
Telefax: +49 681 3720 1749

info@vdm-vsg.de
www.vdm-vsg.de

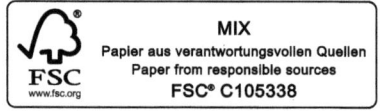

Printed by Books on Demand GmbH, Norderstedt / Germany